生命教育丛书

青少年视力保护

本书编写组◎编

shengming jiaoyu congshu

Qingshaonian Shili Baohu

世界图书出版公司
广州 · 北京 · 上海 · 西安

图书在版编目（CIP）数据

青少年视力保护 /《青少年视力保护》编写组编
—广州：广东世界图书出版公司，2010. 4（2024.2 重印）
ISBN 978 –7 –5100 –1955 –5

Ⅰ. ①青… Ⅱ. ①青… Ⅲ. ①视力保护 – 青少年读物
Ⅳ. ①R77 –49

中国版本图书馆 CIP 数据核字（2010）第 050006 号

书　　名	青少年视力保护 QINGSHAONIAN SHILI BAOHU
编　　者	《青少年视力保护》编写组
责任编辑	魏志华
装帧设计	三棵树设计工作组
出版发行	世界图书出版有限公司　世界图书出版广东有限公司
地　　址	广州市海珠区新港西路大江冲 25 号
邮　　编	510300
电　　话	020-84452179
网　　址	http://www.gdst.com.cn
邮　　箱	wpc_gdst@163.com
经　　销	新华书店
印　　刷	唐山富达印务有限公司
开　　本	787mm × 1092mm　1/16
印　　张	10.25
字　　数	160 千字
版　　次	2010 年 4 月第 1 版　2024 年 2 月第 7 次印刷
国际书号	ISBN　978-7-5100-1955-5
定　　价	49.80 元

眼睛，不仅仅是心灵的窗户

——献给已经近视和不愿近视的青少年朋友及家长

青少年时期，尤其是学生时期，是用眼最多的时期，在正常情况下，此时眼睛的生理发育已经完全成熟。读书，写作业，看报刊杂志，看电视，玩游戏；远看，近看，无不一目了然。

同时，这段时期，也是近视等眼睛疾病的高发时期。

统计表明，近年来，我国青少年近视眼发病率呈逐年上升的趋势，且出现低龄化的特点。

这是为什么呢？从我国青少年近年来的学习和日常生活环境中，我们不难找到原因：

现行升学和考试制度的压力，迫使不少学生每天不得不埋头于题海之中；长时间地看电视或玩电脑游戏；在过暗或过强的光线下看书；不正确的看书姿势，等等。

上述种种原因，有的是外部原因（如学业负担重），有的是自身原因（如长时间玩电脑游戏），有的是缺乏眼保健知识（如看书姿势不正确）。

我国医疗卫生的方针是防重于治，因此普及眼保健知识，爱护和正确使用眼睛是防止近视眼等眼病发生的前提。为此我们编写了这本小书，介绍一些保护眼睛的常识和近视眼的预防、治疗知识，希望它能为我国青少年的眼睛健康起一点作用。

青少年朋友们，正确使用并爱护自己的眼睛吧。

因为，眼睛不仅仅是心灵的窗户，更是青少年获取知识、了解世界、感受五彩缤纷的大自然的不可或缺的重要器官！

蔡晓燕

2009 年 6 月 6 日“世界爱眼日”

目录

MULU

第1篇 认识自己的眼睛

小孩子的眼睛发育 / 2

小孩子的眼睛构造 / 4

将眼球比喻为照相机 /4 眼球的构造 /6 保护眼球的附属器官 /8 眼睛的功能 /10

第2篇 为什么会患近视呢

近视眼的孩子不断增加 / 16

小孩每天的生活与近视 / 18

近视是怎么引发的 /18 晚睡型的人较容易患近视吗 /19 怎样避免看电视造成近视 /20 做模型飞机会使人患近视吗 /21 缺乏体育锻炼的小孩较易患近视吗 /22 维生素能够保护眼睛 /22 保护眼睛的照明设备 /24

为什么眼睛会不好呢 /26

近视、远视的眼睛焦点 /26 环境和遗传造就近视 /28 近视度数会一直增加到几岁为止 /29 散光会加速近视的进行 /29 低度近视不易形成弱视 /30 近视可引起外斜视 /31

轻度近视、高度近视、假性近视 / 32

轻度近视 /32 高度近视 /33 假性近视能治愈吗 /33 真性近视与假性近视的鉴别 /35

造成近视的原因 / 37

持续朝下看 /37 父母是患近视的人 /38 眼轴伸长 /39 体质、环境及饮食 /39

第3篇 近视的预防与治疗

预防近视的十个方法 / 42

去除恶劣环境 /43 不会增加眼睛负担的照明 /47 养成眺望远处的习惯 /48 不偏食 /49 看近距离事物时不要配戴眼镜 /50 必须尽可能矫正散光 /51 配戴凸透镜眼镜 /51 使用多焦点透镜 /52 利用隐形眼镜 /52 使用药物——必须遵从医师指导 /53

治疗近视的七个方法 / 55

服用药物治疗 /55 点眼药治疗 /56 物理治疗 /58 手术治疗 /58 隐形眼镜治疗 /59 配戴框架眼镜治疗 /60 中医治疗 /61

体操防治近视眼 / 62

晶体操 /62 眼球操 /62 眨眼运动 /63 弯指练习 /63 穴位按

摩操 /64　眼保健操一 /64　眼保健操二 /65　古代益视操 /65　现代益视操 /66

第 4 篇　如何选择框架眼镜、隐形眼镜

框架眼镜的正确选择方法　/　68

必须由父母去做的事 /68　框架眼镜的正确戴法及使用方法 /71　框架眼镜的优点和缺点 /74

隐形眼镜的正确选择方法　/　76

能掩饰框架眼镜缺点的隐形眼镜 /76　父母必须做的事情 /77　隐形眼镜的正确使用方法 /79　隐形眼镜的优点和缺点 /81

小孩子配戴框架眼镜或隐形眼镜，哪个较好　/　84

第 5 篇　小孩子的眼睛疾病

与视力有关的疾病　/　87

什么是眼睛不好呢 /87　角膜病变 /88　视网膜异常 /90　葡萄膜疾病 /94　斜视和弱视 /95

与视力无关的疾病　/　105

会产生眼屎的疾病 /105　眼睛会发痒的疾病 /108　眼睑肿胀的疾病 /108　眼睑无法张开的疾病 /110　睫毛倒长及眼睑湿疹 /111

小孩子容易发生的眼部伤害　/　113

会影响到眼睛的疾病 /119

第6篇　有关眼睛的疑问（一）

有关近视的十个问题　/　126

第7篇　有关眼睛的疑问（二）

有关眼睛的十个问题　/　136

第8篇　父母可以在家中进行的紧急处理与检查

父母可以做的紧急处理　/　146

眼睛有灰尘进入时 /146　眼中有药物进入时 /146　游泳后的眼睛充血 /147　眼屎多时 /147　眼睛受到强烈撞击时 /148　眼睑割伤时 /148

父母能做的眼睛检查　/　149

小孩眯起眼睛时 /149　小孩离书本太近时 /149　眼睛经常向上方看的小孩 /150　喜欢斜视的小孩 /150　经常侧脸看东西的小孩 /151　下巴往上抬起、头向上看的小孩 /151　用一只眼看东西的小孩 /151　眼部湿润的小孩 /153　喜欢揉眼睛的小孩 /153　发现视力障碍的方法 /154

第1篇 认识自己的眼睛

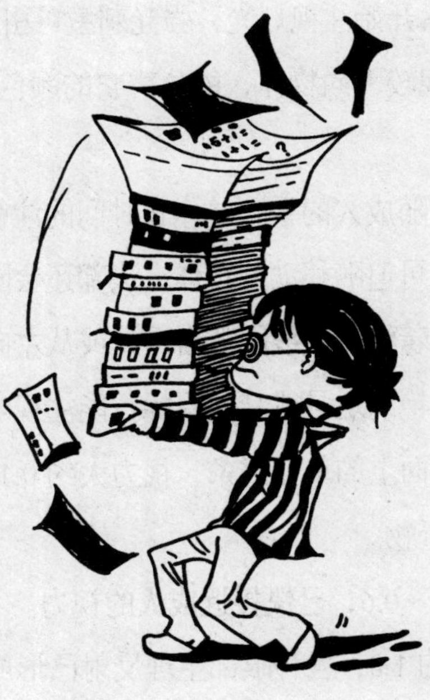

小孩子的眼睛发育

刚出生的婴儿，眼睛直径为17毫米左右（成人为24毫米左右)。眼睛虽然较小，但形状已大致成形。此时它的功能却尚未发育成熟，视力也仅止于看见物体的影像而已。婴儿出生后第一天，眼睛时睁时闭。最初几天，眼球运动没有目的，数天后开始注视灯光，强光刺激可引起闭眼睛。

出生3周，能注视较大的物体，能分辨它的颜色，两眼能单方向追随物体的移动。

2个月，两眼可追随成人的手，并作长时间的注视。

3个月，两眼不仅可追随移动的物体，头部还会随之转动。

4个月，两眼能随着红色绒线团从右向左或从左向右移动180度。

6个月，对色彩鲜艳的玩具或其他目标，能注视半分钟。

9个月，能注视画面上的单一线条，视力大约0.1。

12个月，能注视近物。

2～3岁，视力0.5～0.6，已快接近成人的视力。

4～5岁，视力大约1.0，各种眼部生理反射已形成并趋于稳固。

6～7岁，进入成年人视觉状态。

8岁，各种眼部反射已经很稳固，视力发育基本结束。

孩子的视力发育会存在着个体差异，有的可能提前一些，有的则稍晚。

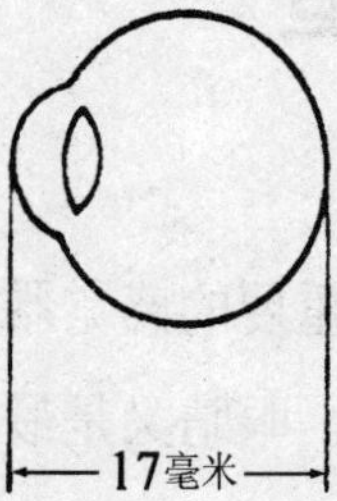

1. 新生儿（未完成）

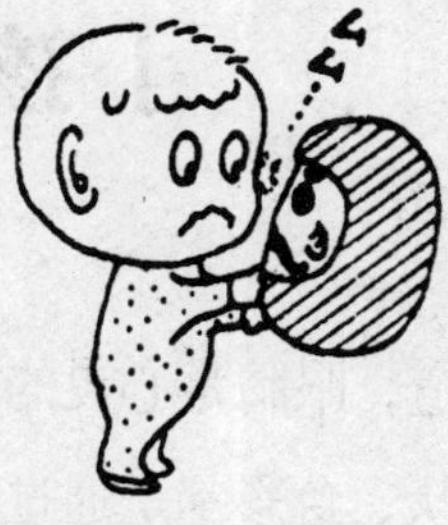

2. 1个月后（能看见东西）

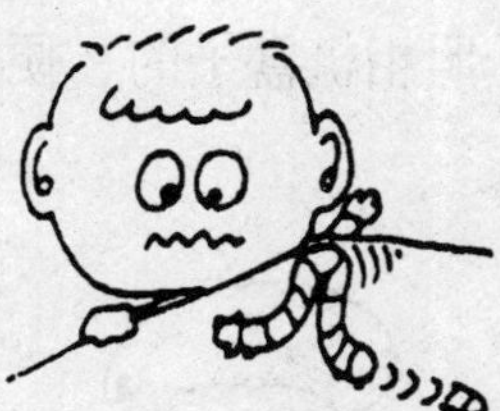

4. 3个月左右（能追逐移动的物体）

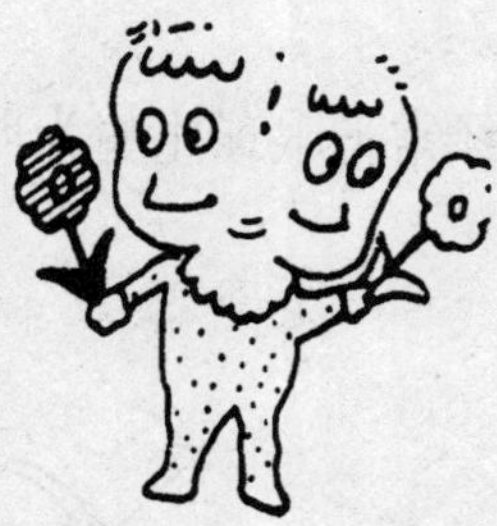

3. 2个月后（能分辨颜色）

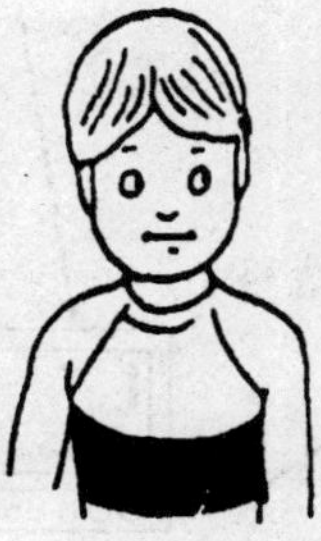

5. 7岁左右（两眼视功能完成）

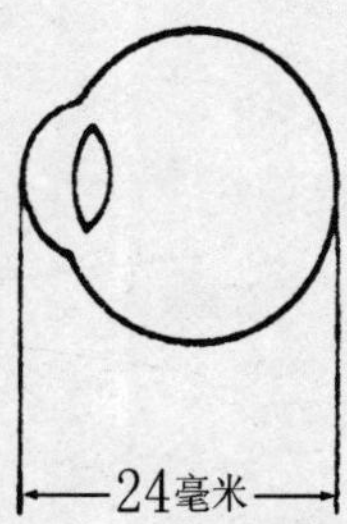

6. 成人（完成）

小孩子的眼睛构造

常言道，眼睛是心灵的窗户，眼睛是我们人体最重要的感觉器官。外界物体的形状、色彩都是通过眼睛传导到我们的大脑的。眼睛又是最柔软的部分，很容易受到伤害。所以，我们要认识我们的眼睛，保护好我们的眼睛。

将眼球比喻为照相机

我们经常把眼球比喻为照相机，而相当于照相机盒子的，便是眼球壁

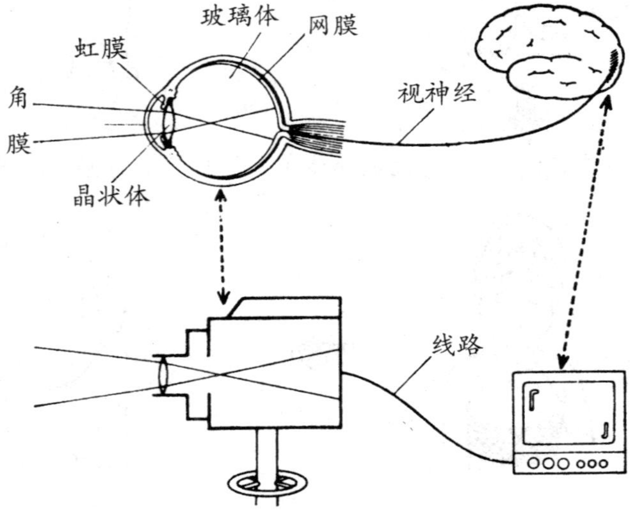

(巩膜)。它的表面是白色的，其中却是一片黑暗，还有充满着黑色素的脉络膜。相当于透镜的是角膜和晶状体，相当于光圈的是瞳孔。中国人多数属于黄色人种，黑色素比较丰富，所以瞳孔颜色为茶褐色；而白种人的色素较少，所以眼睛大多呈蓝色。网膜则相当于底片。相当于一部电视摄影机路线的，便是视神经。这个部分与头部相连，将物像输送至一个叫后头叶的布朗管中，因此才会有一种“看到”的感觉产生。

但是，网膜并非任何地方的感光度都很好。在网膜中心部分的附近，有一个称为黄斑部的圆形部分，它的中心位置是一个叫做中心凹的地方。令人惊讶的是，所谓拥有 1.0 以上的好视力，事实上只是指这个小小的中心凹的部分而已。在黄斑部中，只有 0.2~0.3 的视力，而它的外部则全部只有 0.1 的视力。

因此，这个中心凹是非常重要的，只要稍稍受到灼伤，视力就会降低。日食时我们不能将眼睛直接看着太阳，就是因为这个中心凹部分会受到烧伤。

网膜中有能在明亮处分辨物体颜色及形状的功能细胞（锥体视细胞）及在黑暗中只能看到有没有东西的功能细胞（杆体视细胞）两种视细胞。黑暗中，我们不能看得很清楚，甚至无法看清颜色，是由于在黑暗的地方，锥体视细胞不能发挥功能。

此外，从网膜的视细胞移向头部的路线，是能够加以集中的视神经乳头，这个地方由于没有视细胞，因此不能视物。而这部分便是视野中的暗点，又称之为盲点；“盲点”这个字眼，就是由此而产生的。

眼球的构造

●角膜

角膜是厚度约1毫米的近似半球形的透明组织，因为并无血管组织，所以是透明的。这是一个非常敏感的组织，只要稍加碰触，就会不住地眨眼；一旦冷风吹袭，也会感到刺痛。角膜非常脆弱，而且必须经常保持湿润，如果干燥的话，就会产生上皮脱落。由于对干燥非常敏感，只要稍受风吹便会不停地眨眼。

角膜的形状为美丽的近似半球形，如果球形扭曲，则会造成散光。角膜一旦受到很深的伤害，就会产生浑浊，并且留下严重的伤痕，不再是美丽的形状而变得凹凸不平。

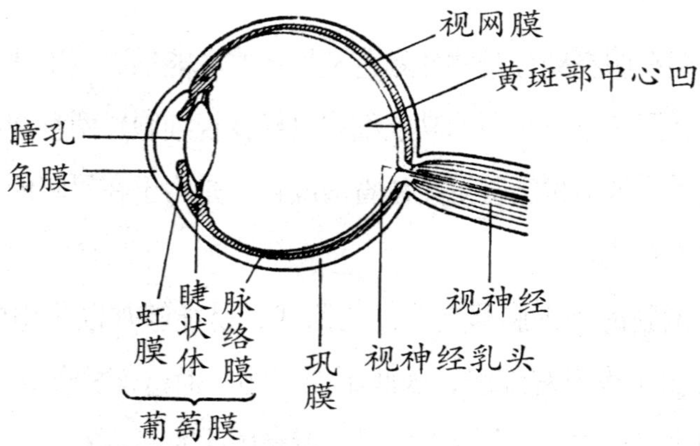

●虹膜

虹膜是黑色眼球中的茶色部分，光线太亮时会使瞳孔缩小，光线暗时会使瞳孔变大。它是一个非常敏感的组织，容易感受疼痛。此外，由于血管很多，因而容易引起发炎症状，称之为虹膜炎。

●瞳孔

瞳孔是光所透过的孔。瞳孔的形状、大小，会依据亮度的不同而有所改变，而且与头脑中的神经有极深的关联。由于各种不同的疾病，可能会使瞳孔放大或缩小，因而是脑神经科诊断不可或缺的步骤。

●晶状体

在虹膜后面，重量约为 0.2 克的晶体，就是晶状体。因为没有血管，所以是透明的，以悬韧带与睫状体相连。如果韧带拉长，晶状体就会变薄而能看清远方；反之，韧带松弛使晶状体变厚，就能看清近距离的东西。

青少年时期的晶状体是柔软的，随着年龄增长其中会产生类似种子一样的核。年轻时晶状体可以自由自在地变薄或变厚，然而到了 43～45 岁，弹性开始丧失，逐渐变厚，而且出现老花眼现象，颜色则略带黄色。

晶状体变厚能看清近距离的东西，到了 60 岁左右调节力等于 0。这时大概是属于正三屈光度的老花眼。

假如近视程度稍轻，就必须配戴度数较小的老花眼镜（凸透镜）；假如近视情况较为严重，就要配戴属于凹透镜的老花眼镜。也就是说，眼镜种类的选择因人而异，配戴老花眼镜的人，不止是配戴凸透镜，有时也配戴凹透镜。此外，如果晶状体呈现出浑浊状态，即是白内障疾病。

●玻璃体

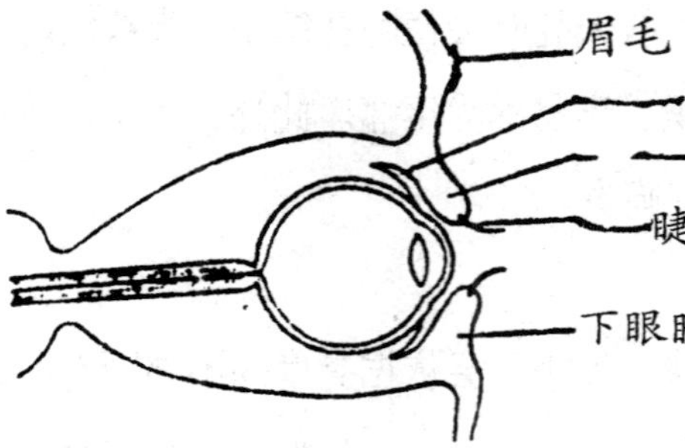

玻璃体是透明如果冻状的物质，没有血管存在。它的重要功能在于保持眼睛形状，而且在胎儿时期也负有重要的任务。

此外也有人认为玻璃体的量和近视有很大的关联。

●**网膜和脉络膜**

视网膜为薄约 0.08～0.4 毫米的膜，相当于照相机的底片，是视力的发源处，这在前面已经说过。脉络膜在网膜外部，负有遮闭膜的功用，此外还供给网膜所需的营养，是很重要的膜。

保护眼球的附属器官

●**眼睑**

眼睑是眼睛的保护者。前面已经说过，角膜对于干燥等非常敏感；此外网膜对于强光也非常敏感，而眼睑具有保护角膜和网膜免受这类刺激的功用。眼睑上附有睫毛，能防止尘埃；此外，里面还藏有睑板腺，所分泌的油脂能在眼睑动作（眨眼、转动眼睛）时与泪液混合，使角膜表面湿润，润滑眼睑和眼球，防止干燥。

●**结膜**

所谓眼白部分，事实上就是眼球壁(巩膜)，看起来是白色的。由于患黄疸时眼白会变成黄色，所以可以很快察觉。

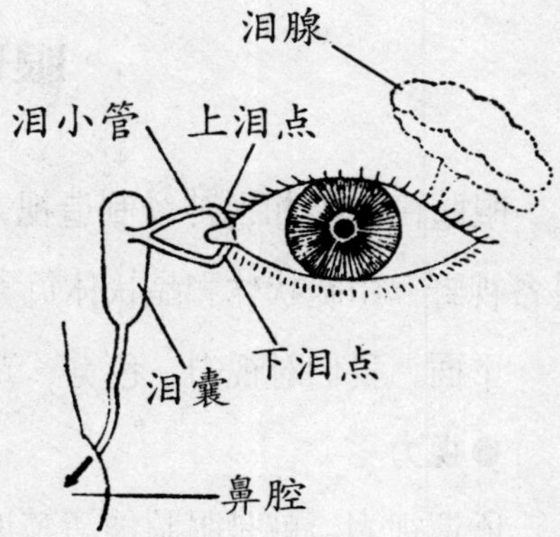

在巩膜上方和眼睑内侧有透明组织，即结膜。由于有结膜的构造，才使得隐形眼镜不至跑到眼睛后面去。结膜是黏膜的一种，具有保护眼睛、使眼球动作平滑的功能。

●泪腺和泪道

泪腺即眼泪的水道，位于眼睛的外上侧部分。泪水在平时就会少量分泌，但是当眼睛受到刺激或情绪悲伤时，即会像水库泄洪一般地大量分泌出来。

泪道是下水道的一种，下水道入口是泪点。下水道中有泪管、泪囊(中间的膨胀部分，能吸收多余的泪水)，还有鼻泪管，使泪水流到鼻子里去。在点眼药水时，鼻子深处会觉得苦，哭泣时鼻子会流出水来，就是这个道理。当放声大哭造成泪水大量分泌时，就如下水道满溢般而泪流满面。

●眼部肌肉

使眼睛运动是眼部肌肉的任务。每只眼睛中有 6 块小肌肉，可以看到多个方向；但是眼部肌肉任意转动，会使头脑感到昏眩。因此，必须在接受头脑中神经所传达的命令时，才将两个眼睛运动，一旦这种功能不好，便会造成眼部肌肉麻痹或斜视。

眼睛的功能

眼睛由网膜和视神经制造视力，角膜和晶状体的屈折使人感觉色和光，具备视野，由睫状体和晶状体负责调节功能，然后才展开眼球运动。

下面，我们对视力、色觉、光觉、视野及两眼视力功能加以简单介绍。

●视力

所谓视力，就是眼睛能清楚地判断出是否有物体存在以及物体形状的功能。进行判断时，有以下四项规定：

1.虽然不知道究竟是什么东西在那里，但是却能看到这个东西的最大距离。

2.知道有两个东西，能分辨出二者的最小距离。

3.能分辨出二者位置不同的最小距离。

4.能够看清楚的最小的字。

目前，当医生测定视力时，都会引用“能够将两个东西完全分辨清楚的最小距离”，然而，实际上这种测验比我们平常眼睛视物所采用的规则要严格得多。

有时在视力测定上被认为是正常以下的视力，但是由于症状较轻，因此并不会对日常生活造成障碍，如果是属于这种情形，就不必太担心。事实上，日常生活中对物体的观察，通常是由视力、经验、环境、心理状态来加以判断。

一般而言，正常人的视力应在 1.0 以上。如果视力在 0.3 以下，便会对上课的学生构成妨碍；视力在 0.7 以下，则会影响开车。

●色觉

色觉是视觉系统的基本机能，即眼睛能感受颜色的功能。它是以网膜视细胞之一的锥体视细胞的功能产生感应。

人眼可见光线的波长是 390～780 毫微米，一般可辨出包括赤、橙、黄、绿、青、蓝、紫 7 种主要颜色在内的 120～180 种不同的颜色。辨色主要是锥体视细胞的功能。因锥体视细胞集中分布在视网膜中心部，故该处辨色能力最强，越向周边部，视网膜对绿、红、黄、蓝 4 种颜色的感受力渐次消失。

由物理学可知，用红、绿、蓝 3 种色光作适当混合，可产生白光以及光谱上的任何颜色。关于色觉的机理，目前多用“三原色学说”来解释。这个学说认为，在视网膜上存在着分别对红、绿和蓝三种光线的波长特别敏感的三种锥体视细胞或相应的感光色素，当不同波长的光线入眼时，可使敏感波长与之相符或相近的锥体视细胞发生不同程度的兴奋，于是在大脑产生相应

小知识

影响我们眼睛的因素有哪些？

1.用眼方式：现代人变得视野局促，很难再看见地平线，工作、学习甚至游戏都是“精细视近”，就连飞行员也因雷达等的出现，用眼方式从“视远为主”改为“视近为主”。

2.生活方式：再不是“日出而作，日落而息”的田园作业，人造光源代替了自然光源。

3.综合因素：紧张情绪、营养结构、环境污染等综合因素，均影响眼睛的发育和健康。

的色觉；三种锥体视细胞若受到同等程度的刺激，则产生白色色觉。如缺乏色觉和色觉不正常，就是色盲或色弱。

●光觉

光觉是眼睛能感受光线强度的功能。

网膜能够感光，但是对于明亮的光和黑暗的光，感觉细胞却有不同。能感觉明亮光的是锥体视细胞，而感受黑暗光的则是杆体视细胞的功能。杆体视细胞要想发挥功能，需要等待一段时间，因此在黑暗地方必须待几分钟以后，方能逐渐看得清楚。当我们进入黑暗的电影院中，不能立即看得见，就是这个缘故，等到完全习惯黑暗，大约需要 30 分钟。夜盲症就是由于杆体视细胞功能异常，感受性较低，不太容易看暗的地方，因而得名的。

能在明亮处发挥功能的锥体视细胞的情况却完全相反，只需几秒钟时间便能适应。因此，虽然在刚出电影院时会突然感到一阵眩目，但立刻就能看清楚了。

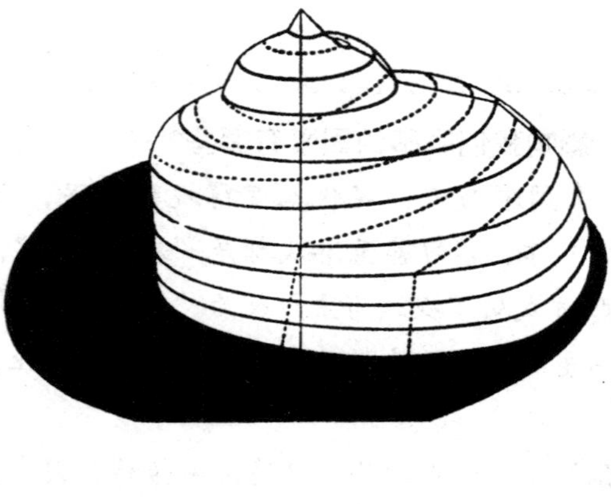

●**视野**

一般来说，一双眼睛所能看见的范围称为视野。

所谓看得见的范围，从非常清楚的范围到只能分辨似乎有东西的范围为止，其程度各有不同。这个程度如果以等高线画成立体图形，结果便如下图，一个叫做特拉几亚的人所表示的视野岛，即是指这个。

视野宛如一座浮在黑暗海面上的岛，最高的地方（看得最清楚的地方）是在最顶端；它的旁边是盲点的深井。视力的降低，连带会使岛的高度也降低，一旦视野受到损伤，岛就有消失的可能。

视野的测定非常重要。除了眼睛疾病以外，有时脑部疾病，尤其是在脑肿瘤的情况下，必须进行视野检查，才能发现肿瘤的正确位置。

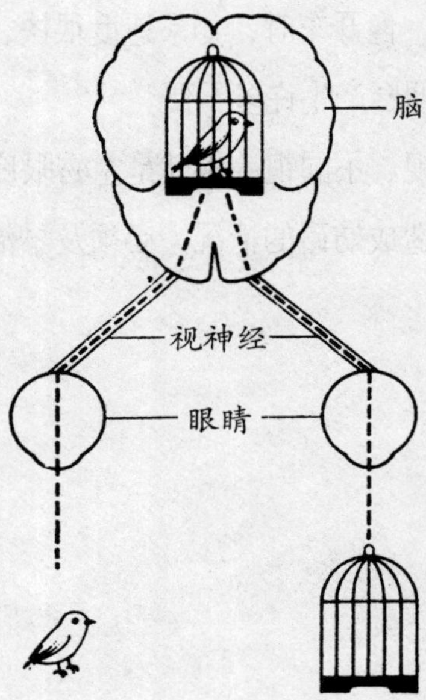

●两眼视

每个人都有两只眼睛，然而实际上它们就好像一只眼睛一样，这是因为进入两眼内的感觉，会集中在脑部合为一个感觉，这种功能即称为两眼视。

换言之，左眼或右眼由不同角度所看到的影像，在传达到脑部之后便合而为一，形成另外一个影像。这是一种立体视，能使目标看得更清晰。

这种功能在婴儿出生后 6 个月开始形成，到 6 岁左右便告完成；如果在这段时间内无法完成，那么一生都将无法发挥两眼视的功能，只能用一只眼睛看东西。不过，由于我们无法意识到此种立体视的感觉，就算这种经验被掩盖住，也不至于对现实生活产生极大影响。也就是说，在有背景或对象物时，我们会大概画出比例加以判断。然而，一旦遇到某些不曾体验过的视觉感受，例如向空中投球，如果没有背景，就无法做立体视，光用一只眼睛便不能看得很好。此外，像开车时，如果速度很快，背景移动迅速，往往很难把握住距离感，此时便会产生许多不便。

后面将叙述的斜视、不同视，也就是左右眼度数有很大差异，两眼无法同时视物，对立体视造成妨碍的情况，必须及早治疗，而且一定得在 6 岁之前治愈才行。

第2篇 为什么会患近视呢

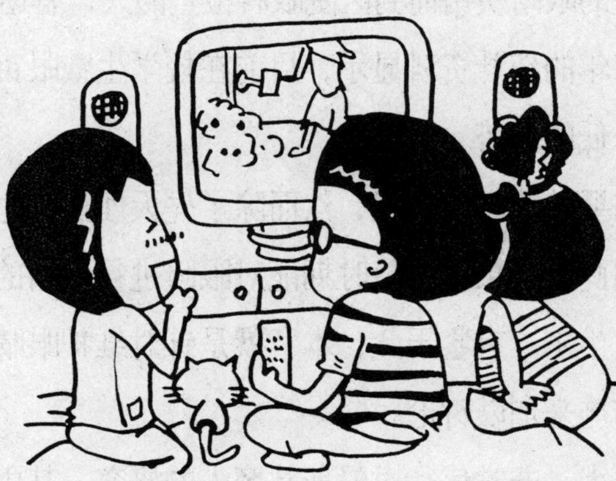

近视眼的孩子不断增加

眼睛主要用来吸取各类知识及社会信息，负有非常重要的功能。因此，只有好好维护眼睛的健康，才能过上美好的生活。

然而，令人遗憾的是，现实却并非如此。根据近年来有关单位的调查，因发生与视力有关的眼睛疾病而到医院眼科检查的人，有逐渐增加的趋势。

此外，根据每年的统计资料显示，目前在校学生戴眼镜的人数呈上升的趋势，年龄层呈降低的趋势。

近视最早会在婴幼儿时期出现，然而除了先天性遗传之外，一般都是在学龄时期发生。因此，如果在学龄时期能对眼睛进行适当的保护，相信一定能够降低近视的发生率。有鉴于此，本章就是针对维护眼睛的健康，应该有些什么样的必要措施来加以讨论。

在美国和加拿大，非常盛行对爱斯基摩人的研究，其中有一份爱斯基摩人与近视的颇有趣味的报告（青少年的报告）。根据这份报告我们可以知道，爱斯基摩人在进入现代文明之前，很少患近视；但是在进入现代文明之后，也就是说在年轻一代的身上，近视比例有急速增加的倾向，大约有60%的小孩患近视。

这些现代文明包括西式食物、学校制度、电气化制品、电视等，可以说，几乎在现代文明导入的同时，近视发生率也开始增加。

以往在英国王室中，将领们近视的人数较多，士兵患近视的人数则较少，这是根据一项研究报告所得到的结论。如果仔细加以调查即可发现，原来这是由于将领们每个人都具有相当高的学问，都能阅读文章；而士兵却几乎都是目不识丁的文盲，因而形成这种结果。

近视低龄化已是不可否认的事实。目前由于不良生活习惯或学习压力导致幼儿及学童患近视的比例已很高，相信在以后还会不断增加。因此针对这种情况，老师和家长应该采取措施，使孩子尽量避免近视，这才是当务之急。

小知识

近　视

近视患者接触到的光线通常聚在视网膜的前面，而不是正好落在视网膜上，所以看近处的物体会比看远处的物体清楚。

症状表现：

①视力减退，看远物模糊不清；②视力疲劳，常表现为眼胀、眼痛、头痛、视物有双影虚边等症状；③外斜视，中度以上近视患者在近距离作业时很少或不使用调节，诱发眼位向外偏斜，形成外斜视；④眼底改变（轻度近视患者眼底一般无改变）；⑤眼球凸出，高度近视会使眼球变长，外观上呈现眼球向外凸出的状态。

小孩每天的生活与近视

近视是怎么引发的

首先，我们要探讨儿童“近距离作业”。近距离作业针对看近距离东西而言，通常指近距离工作。

近视有可能是由于遗传或环境而造成。如果遗传因素较强而造成高度近视时，孩子往往在进入小学之前便能发现其近视症状。反之，如果遗传因素的影响程度较轻，那么近视的发生就与环境有很大的关系了。

也就是说，一旦长时间进行近距离作业，就会加速近视。小学生的近距离作业，主要指的是读书、写字、玩游戏机、看电视等。虽然近距离作业和近视之间，看起来并没有什么直接关系，但事实上，近距离作业具有加速近视的倾向。

目前业界公认的引发儿童近视有两个因素：一个是先天遗传，包括人种因素及家族病史；一个是后天因素引发的近视，即单纯性近视，也叫学校性近视。后者主要是由环境与自身的行为引发，是造成目前近视儿童的重要因素。

挑灯夜读乃至凿壁偷光的故事成为古人刻苦攻读的体现。北京一权威专家认为，排除人种因素，由此潜移默化形成的“唯有读书高”、“学而优则仕”等观念，使得孩子普遍用功，这已成为包括中国、韩国、日本等深受传统中华文化影响的国家儿童近视高发的潜在因素。

据调查发现，高收入、高学历家庭的孩子更容易近视，尤其是母亲学历越高的家庭，孩子的近视发生时间越早。而所谓的“双高”父母往往在学龄前就开始让孩子练琴、绘画或者学书法，一坐就是几个小时，导致孩子未入学就先近视，被迫加入了近视童子军的行列。

晚睡型的人较容易患近视吗

有些人早上起来会感到精神饱满，吃早饭也会觉得美味可口。这类人大都比较早睡，可能在晚上十点之前便就寝了。而另一种人早上很晚才起床，一直磨蹭到时间快来不及时，才脸也不洗、牙也没刷便飞奔出门。这种人早上或许是一副狼狈状，但是一旦到了晚上却显得精力旺盛，不管多晚睡都没有关系，这就是属于晚睡型的人。

早睡型的人，通常较喜欢运动，而且热爱户外生活；晚睡型的人多是从

小知识

智能隐形眼镜

美国加州大学戴维斯分校研发的隐形眼镜包含传导线，它可以不断监控风险人群眼内压力和液体流动情况。接着，这种隐形眼镜会把信息传输给患者佩戴的一个小型装置，该装置通过无线传输方式，把这些信息传输给电脑。这种恒定数据流将帮助医生更好地了解青光眼的致病原因。未来的隐形眼镜或许还能自动分配药物，改变眼睛所承受的压力。

事近距离作业活动较多的人。

虽然夜晚的照明很充足，但是仍然不及白天太阳的光芒。而且与户外运动能锻炼身体的好处相比，晚睡型的生活极易导致近视的发生。

因此，希望预防近视的人，应该尽可能不要熬夜，这样才能有充足的睡眠。此外，还要尽可能多到户外活动，增强自己的体能。

怎样避免看电视造成近视

如果一定要小孩的生活与电视隔离，是不太现实的。但是为眼睛着想，应采用什么方式处理较为适宜呢？

持续几小时在黑暗的房间里看电视，由于电视荧光屏的光线太强，会造成眼睛疲劳，对眼睛是最不好的。因此如果想看电视时，最好在光线比较明亮的房间，尽可能使视线与电视正面接触，或者把电视放在比视线较低的位置，距离 2～3 米观看。

有些小孩靠电视太近时，反而会看不到，不过这种情形较少。大部分小孩在看电视时，会离电视机很近，只有这样，才会觉得自己也在电视里和敌人战斗或融入其中游戏。因此，父母一定要经常注意小孩看电视时的情形，如果小孩因看不到（或听不到）而不断靠近电视，或把身体向前倾以接近电视时，做父母的就必须注意了。如果孩子身体向前倾，就要赶快让他离电视远一点；如果孩子有看不到（或听不到）的情形，就必须加以治疗。可以戴眼镜（或助听器），然后再让孩子离电视远些。必须注意的一点是，在教导孩子的同时，千万不可使他的心灵受到伤害。

此外，看了30分钟的电视之后，最好让眼睛适度休息一下，例如可以在广告时将目光调离电视或闭目休息，这时可以看看窗外、眺望远空，让眼睛好好休息，当然上厕所也是很有效的方法。不过，由于现在即使眼睛朝窗外看，入眼的也多半是栉比鳞次的公寓墙壁，因此还是把眼睛闭起来休息为好。

做模型飞机会使人患近视吗

制造模型飞机比用功念书需要使用更多眼力，因为它是一种非常精密的工作。因此，模型飞机的制造可说是影响眼睛的强敌。

但是，只要能保持正确姿势，并且在充足照明的条件下，做30分钟休息10分钟，就不会引起视力问题。

模型飞机在玩具之中，属于高度精密的一种，同时在制造过程中，也能多方面提升孩子的创造力及组合能力，因此不能因为它有可能会造成视力减

小知识

电脑疲劳综合征

电脑操作是一件视力相当集中的工作，由于长时间注视荧光屏，使得眼睛眨眼减少。要知道，眨眼睛可以更新泪膜，从而润滑眼睛，避免眼睛发痒、灼烧或产生其他症状。一般来说，如果人每分钟眨眼少于5次，而且持续时间较长，便会使眼睛干燥、疲劳，出现重影、视力模糊以及头颈疼痛等症状。

建议：避免长时间使用电脑；荧光屏的位置应于平视线下方约20度的地方，距离眼睛以60厘米为宜。不要在黑暗中操作电脑。当眼睛出现症状，经过休息后仍无法自然消失时，应及时去医院检查。

退而逼迫孩子停止这种训练。

缺乏体育锻炼的小孩较易患近视吗

近年来的研究和临床经验表明，越来越多的小孩并不仅仅是因为坐姿的原因导致近视。在医院接到的近视患者中，大多数都有缺乏足够的体育锻炼的情况。而对在校的中小学生进行随机的采访中，不少已经出现近视状况的学生纷纷表示，每天用于体育运动的时间很少，周末也很少到户外玩耍。

如今孩子们的周末和假期，不是被奥数班、作文班、英语口语班，就是被琴棋书画班占满。但是，参加这样班那样班，家长就是没有想到为孩子报个体育兴趣班，让孩子多运动一下。

大部分孩子天生爱运动，但是在学校，虽然有运动，但时间较少。缺乏足够的运动，孩子的眼睛对外界的抵抗力、适应力都较差，容易受损。近日，澳大利亚研究人员发现，晒太阳是预防儿童近视的一个关键因素。因为晒太阳可以促使体内分泌更多多巴胺，多巴胺能限制眼睛生长，从而减少眼睛过度生长所导致的近视。对此，有专家认为，目前医学界对多巴胺是否直接影响视力还没有一个定论，但多在户外活动，肯定是对眼睛的休息有帮助的。

维生素能够保护眼睛

眼睛是身体的一部分，而且与维生素有着密切的关系。维生素缺乏可能是近视形成的原因之一。

摄入维生素 A 或是胡萝卜素可以预防眼睛干涩不适，也可以避免夜盲症及干眼症。富含维生素 A 的食物，包括动物肝脏、蛋黄、牛奶及奶制品、黄绿色的蔬菜瓜果（花椰菜、番瓜、芒果等）。

B 族维生素是视力保健不可或缺的成分。维生素 B_2、维生素 B_6、烟碱酸、维生素 B_{12} 一起摄取效果最佳，这些可从动物肝脏、乳制品、瘦肉、绿叶蔬菜、豆类、小麦胚芽、糙米或胚芽米等中摄取。

摄入维生素 C 可抗氧化，防止视网膜受到紫外线的伤害，防止晶状体老化，达到保护眼球的健康的功效。不过，人体无法储存维生素 C，因此必须从日常饮食中摄取。可从深绿色及黄红色蔬菜水果，如番石榴、西红柿、奇异果、草莓、葡萄柚等中摄取。

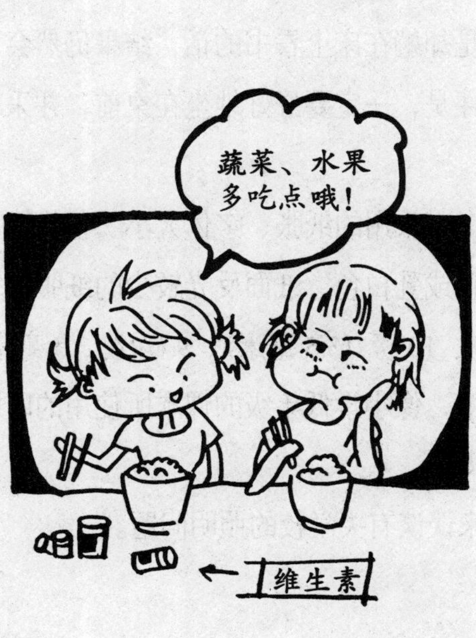

保护眼睛的照明设备

眼科专家指出，看东西时的光线既不能太亮也不能太暗。那么，适度的照明到底是怎样的情况呢？

●家庭中的照明

在日常生活中，不会造成眼睛负担的最低照明度为25勒克司（日光灯在10平方米大的房间为25瓦，7平方米大的房间为15瓦）。但是在从事看书、写字等近距离活动时，必须有10倍强的光度，即300~500勒克司(台灯型的日光灯为15～25瓦的光度)。读书时除了要打开房间的电灯之外，同时也要打开台灯，这才是对眼睛较好的照明状态。

除此之外，还有许多附带条件。例如虽然已把房间电灯全部打开，而且台灯也打开了，但是却躺在床上看书的话，结果仍然会使眼睛受到伤害。真正有利于眼睛的条件是，一定要好好地坐在桌前，并采取对眼睛较好的正确姿势来阅读书籍。

同时，所阅读书本采用的纸张、字体大小、色泽等，对于眼睛也有很大影响。最好采用白色或乳白色、纸面反光较少的纸张；字体的大小，最小应为五号（约4毫米）、10磅（3.5毫米）、9磅(约3.3毫米)。此外，字里行间的距离也不可太狭窄，像小学低年级的课本所使用的印刷字体，大部分都是4号（约5毫米）以上。

其次，我们再来谈谈有关学校的照明问题。

●学校的照明

学校教室的照明度，必须以200勒克司为标准。也就是说，不论在教室的任何一个角落，光线照到桌上的亮度一定要有200勒克司。教室中走廊的一边和窗边的亮度当然是不同的，因此在走廊一边必须使用辅助照明；相反，在窗边最好使用窗帘，最好尽量保持亮度平均为200勒克司。

黑板需要更高的亮度，而且由于坐在窗边的学生，经常会因光线反射而看不到黑板上的字，因此黑板必须保持平均500勒克司的亮度，并且要准备特别的照明设备。

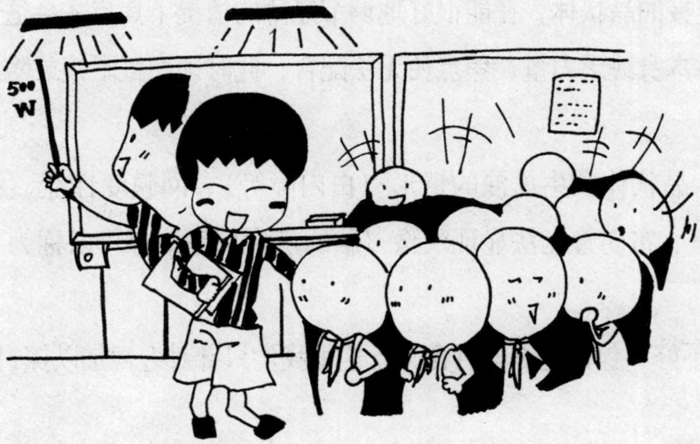

小知识

不少人晚上看电视时，喜欢把房间的灯都关上。他们感觉，这样电视屏幕显得亮、清晰。其实这对眼睛是不利的。电视屏幕与周围景物明暗程度的较大差别会增加眼睛的疲劳程度，所以晚上看电视时，不应把灯全部关上，而应让房间保持一定的亮度，比如开一盏3~8瓦的灯，但不要让光线直接照射在屏幕上。

为什么眼睛会不好呢

当我们说“眼睛不好”时，事实上包含很多意思，例如结膜炎、白内障或近视，都可以称为“眼睛不好”。

如果是在视力方面觉得“眼睛不好”，有可能是因为聚光体的焦点与网膜不能正常配合，以致造成屈光异常（近视、远视、散光）。通常，以韧带和睫状体连接的晶状体，在能很好地调节厚薄的情况下焦点才会适合；但是一旦睫状体本身缺乏力量，焦点便无法配合，此时须配戴眼镜或隐形眼镜来加以矫正。

此外，晶状体产生浑浊的情形（白内障等）、网膜变性症、线路障碍（视神经炎）、布朗管无法显现映像（脑的疾病）等，都可以称为“眼睛不好”。

“眼睛不好”包括这么多种含义，这里我们只针对近视加以探讨。

近视、远视的眼睛焦点

近视是屈光异常的一种。当我们谈到近视时，也顺便谈谈远视、散光，互相加以比较，使大家较易了解。

只要没有近视、远视、散光现象产生的人，都算视力正常。这类人在看远物时，不需太努力就能使焦点和网膜密切地配合。

近视眼的人在看近的东西时，焦点较能配合；但是在看远的东西时，就会如下图所示，焦点聚集于网膜前方，等到达网膜位置时就变得一片模糊。此时必须利用凹透镜以使焦点后退，与网膜的焦点互相配合。

焦点所以会聚集于前方的原因，是因为眼球前后的长度（眼轴）太长（轴性近视）或睫状肌的力量过强，以致造成晶状体变厚；或晶状体的屈光率较强，因而使焦点聚于前方（屈光性近视）。假性近视即是屈光性近视的一种。

为使无限大距离的物体影像与网膜焦点很好配合，必须选择合适的透镜度数。

度数的单位称为屈光度。透镜的焦点距离为米，而它的逆数就是屈光

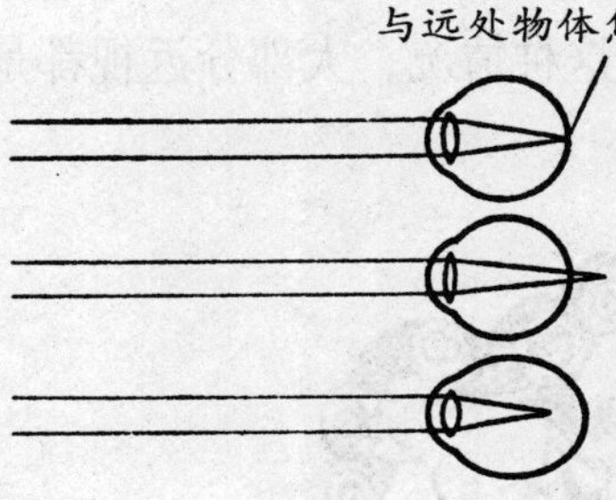

度。

所谓远视，即与近视相反，焦点会落在网膜后方，因此必须使调节功能的晶状体增厚，才能使焦点聚集在前方，或使用凸透镜使焦点向前移。此外，远视还包括眼轴较短的轴性远视及屈光力较小的屈光性远视。

所谓正视，即指正好位于近视、远视中间，不需太努力就能自由地看

远、看近，且焦距都能配合在网膜之上。

散光是眼球不同经线或同一经线不同部位上屈光力不同，使得光线不能聚集于同一焦点。这种症状大部分属于先天性，可以使用圆柱透镜加以矫正。

环境和遗传造就近视

根据一般人的想法，不论近视或远视，都和遗传有很大的关系。然而事实上遗传的形式各有不同，例如色觉异常即属于遗传种类之一，但要预测自己子女当中有百分之几可能发生这种情形，却是相当困难的。一旦再加入环境因素的考虑，那么其影响就会更复杂了。

如果孩子在进入小学之前或小学低年级时，就已经需要配戴眼镜，这种近视将来很可能变成高度近视。这种情况，大部分近视都是由于遗传引起的。

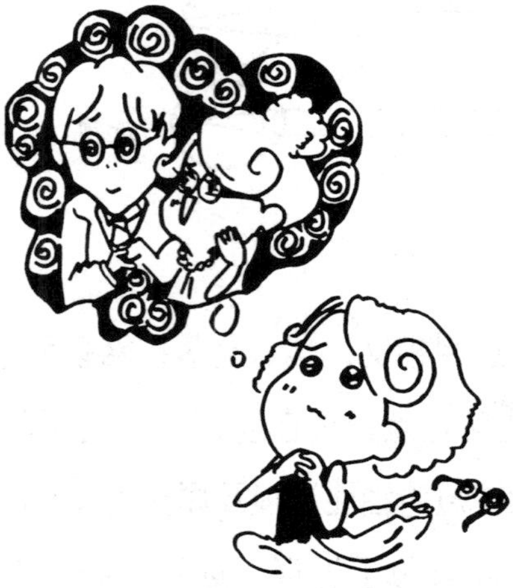

有时虽然有一些较小的遗传因素会影响视力而变成近视，但是如果环境较好，也可能不会造成近视。

近视度数会一直增加到几岁为止

近视度数随着年龄增长会一直增加到 18 岁左右。当然以后也可能会继续增加，这种情况极可能是因糖尿病、白内障或其他眼睛及生理疾病而造成的。

小孩子的情形，通常至小学低年级为止远视较多，小学四至五年级时，近视却比远视多。

小孩子到初中、高中之后，近视比例会不断增加，根据统计，高中生之中大约只有 10%的人仍然属于远视。

在近视的人群中，又可分为高度近视及程度较轻的近视。高度近视是指近视度数大于 600 度，伴有眼轴延长、眼底视网膜和脉络膜萎缩性等退行性病变为主要特点的屈光不正。

通常裸视视力为 0.3 左右时，视觉会略感不自由而需要配戴眼镜。

散光会加速近视的进行

除了眼睛疾病之外，散光大多由遗传造成，这点在前面已经说过，通常是由于角膜曲率不一致所致。这种不一致现象随着年龄增长，据说并不会改变。

有些人在刚开始时也许并非散光，但随着年龄增长却变成散光，这种情形经常可见。这是因为年龄小的时候，晶状体的适应力很强，因此对角膜的散光能全力对抗，进而补正角膜散光。但是随着年龄增长，这种适应力却逐渐衰退，所以就会有散光的情况出现。

散光又分为许多不同程度。有时与正视相近，裸视视力良好，没有任何不舒适感觉，但当持续注视东西时，却很容易感到疲劳。此外，由于晶状体的补正，因而造成睫状肌紧张，加速近视的进行。到达某种程度以上的散光，必须配戴眼镜才能缓解症状。

如果散光情况太严重，那么与其配戴眼镜，不如使用硬式隐形眼镜，反而更容易看得清楚。

总之，并不只是因为近距离看东西才容易患近视，散光也会加速近视的产生，这一点必须弄清楚。

低度近视不易形成弱视

眼科专家表示，低度近视不易形成弱视，这点在前面也已经说过，这是因为近视能看清楚较近的东西。

小知识

儿童视觉功能有多种表现，视力仅是其中之一，而且视力又分远视力与近视力，其中近视力更能反映视功能好坏。目前一些幼儿园、学校及家庭普遍加强了对孩子的文化教育，这使幼儿的视觉负担增加，眼睛调节紧张，很容易表现为远视力低常（即近视），但这些一时性现象一般都不是近视眼，也就是说，无需治疗或处理，多半是可以自行恢复的。

小孩子的世界非常狭窄，往往认为身边一切就是自己的整个世界，因此不需看着老师写在黑板上的字用功；或者只看着电影或近物，不去注意远方的景物。对小孩子而言，这就是能使焦点完全配合的世界。因此，他们不会患弱视这类的重大视力疾病，当然也就不需要特别的使用眼镜了。

但是，如果患高度近视，不极端靠近物体，就不能使焦距完全配合时，网膜也会发生异常现象，产生弱视。至于要到什么程度才配戴眼镜，则依年龄而有所差别，可以向专门的眼科医生请教。

近视可引起外斜视

一般情况下，双眼注视近处物体时，为保证双眼单视，增强视觉效果，双眼会自动进行调节，同时产生集合及瞳孔缩小，这种连动的关系是在脑神经的支配下完成的近反射。

对于近视的人来说，完成这个近反射所需要的调节仅是正常视力的人的半量，但集合的力量却和正常的人相同，这就造成调节和集合的失调。为克服这一失调，双眼就主动采取两种方法以求平衡，一是增加调节以求接近集合，二是减弱集合以求与调节相对称，而减弱集合就会导致外斜位。开始可能是外隐斜、间歇性外斜，时间久了，为克服外隐斜和间歇性外斜所引起的视力疲劳，有可能放弃一只眼的集合作用，使眼位成为恒定性外斜位。

所以，近视可能引起外斜视。

轻度近视、高度近视、假性近视

非常轻微的近视和非常严重的近视是谁都能了解的，因此一般不可能判断错误；然而对于轻度近视、中度近视、高度近视及最高度近视之间，区分标准并不清楚。此外，有人认为近视会随着年龄而不断增加，但事实上有些高龄者近视程度较轻，而有些幼儿却患高度近视。

以小学生的情况而言，屈光度在 −1 至 −2 时仍属于轻度近视，屈光度达 −8 以上时，则被视为高度近视。

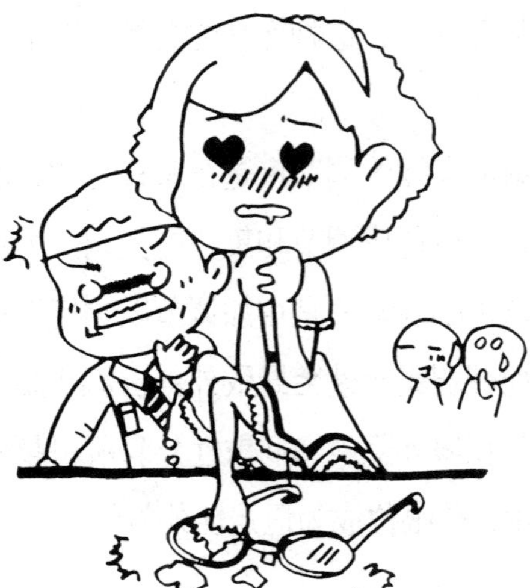

轻 度 近 视

轻度近视是指角膜的曲率半径、晶状体的曲率半径及眼轴长度等屈折状态三要素 < −3 度。

此外，轻度近视患者眼底也没有发生我们将在后面叙述的近视性变化，这时只要注意环境三要素的平衡，这种近视状态就有可能发展慢。

高度近视

在决定屈折状态的三要素中，如果眼轴比正视的人长，度散 > -8 度，即属高度近视。这个决定因素和遗传有很大关联，至于环境则是其次要素。

患高度近视时，眼底在视神经乳头周围会产生弧形斑，而且网膜变薄，形成豹纹状态。如果持续恶化下去，网膜会愈来愈薄，而且产生变性病变，弧形斑也会逐渐增大。据说这种高度近视，约占全人口数的 5%。

假性近视能治愈吗

假性近视包括广义、狭义两种。

●狭义的假性近视

突然看不到远方事物，但是在看近距离事物时却很清楚，这就是一般所谓的狭义的假性近视。

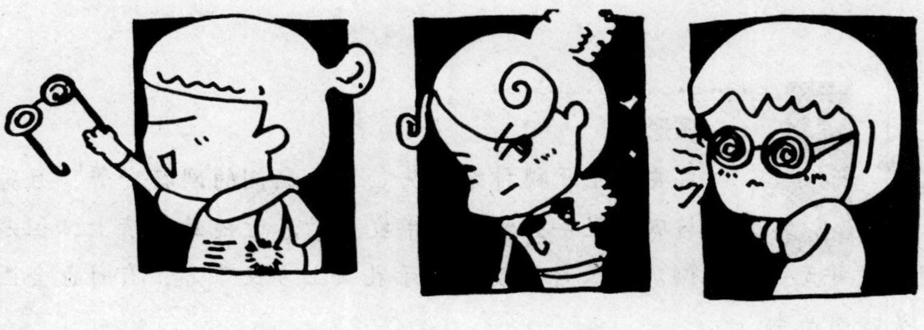

这是由于睫状肌（俗称毛样肌）发生痉挛收缩状态所致，也可称之为调节痉挛。不只是近视的人，连正视、远视的人也会有同样情形出现，此时瞳孔会变小（缩瞳），而且大多伴随着眼痛、头痛症状。

假性近视轻微的情况，可能是由药物如抗生素磺胺制剂等所引起。

此外，也有可能因外伤或情绪激动所引起，但大体而言这是较为少见的。特效药是用来调节麻痹剂的阿托品，如使用这类药物点眼，只要几次即可痊愈。

●广义的假性近视

这是由于睫状肌超过生理范围造成紧张所致，至于紧张程度如何，并无具体数字说明。

一般而言，长时间做某项近距离作业时，往往很容易引起假性近视。也就是说，因为一直从事近距离作业，致使睫状肌经常处于紧张状态，无法获得松弛，因此造成近视。当然，这种情形也可能是因眼轴变长所引起。根据统计，如果长时间持续手边工作，也会使眼轴伸长。

睫状肌过于紧张时，可以使用调节麻痹剂阿托品点眼，便能消除紧张，从而恢复原来视力或恢复远视视力。但阿托品每点眼一次具有持续两周的功

小知识

弧形斑

主要发生于视神经乳头。位于颞侧的网膜变薄，且脉络膜与巩膜呈半月形。多半发生于患近视的眼睛上，但是与近视程度并无一定比例。生长部位多半位于乳头上方及下方，有时也会围绕着乳头四周产生。

效，在这段期间内，由于调节功能麻痹，所以很难看清近距离内的东西，尤其看书时会更加困难。此外，还有引发青光眼的可能，因此要谨慎使用。

使用阿托品点眼，对于任何人而言，都会使近视程度略微减轻，但必须减少多少才能确定为假性近视，事实上没有一定的标准，目前仍然众说纷纭，缺乏定论。

另外，如果是由于眼轴过长所引起的假性近视，即使使用阿托品点眼也不能使眼轴缩短。但是，在眼轴增长之前，如果的确是由于睫状肌产生异常紧张所引起，那么还是必须使用阿托品点眼，才能彻底治疗。

究竟到何种程度才是异常紧张呢？这是我们所无法测知的。不过，如果眼睛使用过度而到了必须施用药物治疗，才能停止紧张症状、恢复原状时，便会妨害眼睛的功能了。

真性近视与假性近视的鉴别

1.睫状肌麻痹法：先用睫状肌麻痹药放松调节，使睫状肌松弛，使眼处于静态屈光状态，再查视力及验光确定。用1%阿托品滴眼剂，每日1~2次，连续3~4天；或2%后马托品或0.5%托品酰胺，每5~15分钟一次，共6次。滴眼前、后分别查小孔镜下裸眼视力，若散瞳后视力不变为真性近视，视力增加则为假性近视；验光有近视屈光度为真，无近视屈光度为假。这是公认的鉴别诊断最可靠方法。

2.云雾法：让病人双眼同时戴+3.0度球面镜，看远物持续3分钟，然后去掉右镜片，立即查得裸眼视力，视力进步者为假性，不进步者为真性；

再以同法检查左眼。此方法不十分可靠。

3 .动态检影法：不用散瞳。①先查双眼远、近裸眼视力。远视力差、近视力正常又无其他影响视力的眼病为鉴别对象。②暗室内医生和病人面对而坐。③患者戴试镜架，左右眼前均放 +2.25 度球镜。④患者双眼同时注视检影镜上视标(反光镜侧方贴 5 号字或大、小、上、下等笔画少的字，用检影镜旁裂隙光照明)。⑤作 33 厘米距离同位动态检影。结果判定：①患眼各径向均为逆动者为真性近视。②各径向均为顺动或不动，或一径向顺动，另一径向不动为正视或远视。因其表现视力为近视，故为假性近视。③一径向为逆动，另一径向为顺动或不动者为混合性散光。

小知识

阿托品

是茄科植物的颠茄、曼陀罗、洛特、希约斯等的根、种子、叶中所含的生物碱，对副交感神有麻痹作用。在眼科以 0.5% ~1%的比例人作为眼药物；此外也被制成软膏，对眼睛产生散瞳及调节麻痹的功效，一次点眼大约可维持 2 周效果。没有其他能与之抗衡的药物，故使用时须特别注意。如果一次注射或内服数毫克，可能引起发烧、皮肤发红等中毒现象。

造成近视的原因

造成近视的原因，从 17 世纪开始就有各种不同说法，并且曾进行许多研究，但是目前仍没有明确统一的结论。

不过，认为近视和遗传因素、近距离作业、体质有关的说法倒是不容置疑的。此外，某种程度以上的近视是由于眼轴（眼球前后的长度）伸展，使眼球变长而产生的。对于这个结论，也产生了很多不同意见。现在就根据近视的原因，加以简单叙述。

持续朝下看

近视程度会随着孩子必须读书、写字而不断增加，因此随着学年的升高，近视人数增多，程度也变得愈加强烈。但是到了二十几岁后，就基本不会再产生近视，故而人们认为年轻时代的近距离作业就是造成近视的原因。

但是，为什么近距离作业会引起近视，并且加速近视的进行呢？这一点也有很多不同意见，以至现今仍有许多不解的部分。

有的人认为，近视的产生是因为做过多近距离作业，以致造成睫状肌过度紧张，使得脉络膜受到拉引而眼压上升、眼轴伸长。这种说法在目前已经不被采纳。然而，过度调节与近视的确有很大的关联。一旦调节持续产生时，就不会再松弛下来，结果使晶状体变厚，于是近视就开始发生。之后，情况愈演愈烈，最终造成眼轴增长；眼轴增长之前的状态，称为学校近视，这个时期还有可能使眼睛恢复正常视力，一旦眼轴伸长之后，想要再恢复原状，就不是那么容易了。

有人做过这样的实验：他们让猿猴每天低下头来6个小时，而且低至比身体更低的部分，结果使猿猴的眼睛变成近视。因此，他们认为，近距离作业时由于必须将头前倾，以致眼睛充血、眼压上升、眼轴伸长而产生近视。

由此项实验看来，头低下与近视之间的确有密不可分的关联。如此一来，在进行工作时是否应该避免低下头呢？

根据精密的研究调查，发现这些人的立论基础在于“视神经过短”，然而这个观点是错误的，因此这种想法也就很难受到大众支持。只是有关低头会造成近视的这个重要实验，的确值得世人给予很高的重视。

此外，有人同样的认为近视是由于神经过短，因此在读书、用功等近距离作业时，会使眼球不断地转动，引起视神经和眼球根部疼痛、眼轴伸长，结果产生近视。这点和前面所说一样，认为近视是由于视神经过短的理论是不能成立的，因此对于这个说法也要加以否认。

父母是患近视的人

很多人都认为近视大部分是由于遗传产生。的确，高度近视和遗传有很大关系，这是不可否定的事实；然而，轻度近视和遗传并无很大关系，主要是受环境因素所影响。将近视原因完全归诸遗传的想法，有待商榷；但有关近视是否由于遗传所产生的问题，目前仍无定论。

眼轴伸长

人们一直致力于寻求近视究竟因什么原因产生的答案。前面曾说过，近视是由于眼轴延长所致，事实上，近视的人眼轴会伸长的观念并没有错，但是到底是什么原因使得眼轴伸长而造成近视的呢？有关这一点，各家都有自己的看法，目前仍然没有统一的结论。

●眼球转动造成外眼肌紧张，眼压上升，眼轴伸长，结果就产生近视。

●眼轴在生长期间必须发育生长，相对地，晶状体的屈折力就必须减少来加以配合。普通人不易患近视，但经常从事近距离作业活动的人，屈折力减少的情况不佳，较容易患近视。

●眼睛窝较低的人往下看时，由于必须使用肌肉（上斜肌），因而使得眼球更紧绷，对屈折也连带产生影响。

然而，这些说法并没有理论根据。

体质、环境及饮食

有一种观点认为近视与体质关系密切，体质弱的易患近视。

1.出生时体重低，凡出生体重不足 2000 克的小儿，主要由于其先天发育不足，后天不良因素导致眼轴发育过长，在青春期易患近视。早产儿，特别是早产 2 周或 2 周以上的小儿，在儿童期常发生近视眼。

2.偏食可导致儿童营养缺乏，体质较弱。

(1) 钙元素缺乏。它是直接影响眼睛对光的敏感程度的，缺钙可使神经和肌肉组织细胞兴奋性增高，经常处于紧张状态。睫状肌的过度紧张，会直接压迫眼球。巩膜组织缺钙，弹性和牢固程度都会下降，巩膜壁的硬度减弱，眼轴延长。

(2) 蛋白质缺乏。蛋白质是构成人体组织细胞的原料，就像盖房子时使用的砖头、钢筋和水泥一样重要。蛋白质供应不足，会影响青少年的生长发育，造成体质虚弱、眼球前后轴伸长和近视眼的屈光状态。

(3) 维生素A缺乏，它是眼睛特别需要的重要营养物质；维生素C缺乏，它起维护巩膜组织健全的作用，没有它，巩膜组织就会受到透明质酸酶的作用，变得十分脆弱；维生素D的缺乏，直接影响钙质的正常代谢。

还有一种观点认为现代城市的不少小孩通常是在狭小的房间里读书写字，很少有机会眺望远方，结果造成眼睛只适合看近距离的事物，于是产生近视。这种说法认为近视是因适应周围环境而产生。

此外，还有人把近视原因归咎于饮食（营养）。例如，摄取过多碳水化合物是造成近视的原因。

小知识

戴隐形眼镜可以直接滴用滴眼液吗?

戴着隐形眼镜滴用任何眼药水，都会影响药液的吸收，致使药性不能发挥其最大的治疗效果。因此，正确的方法是摘下隐形眼镜再使用滴眼液。

第3篇 近视的预防与治疗

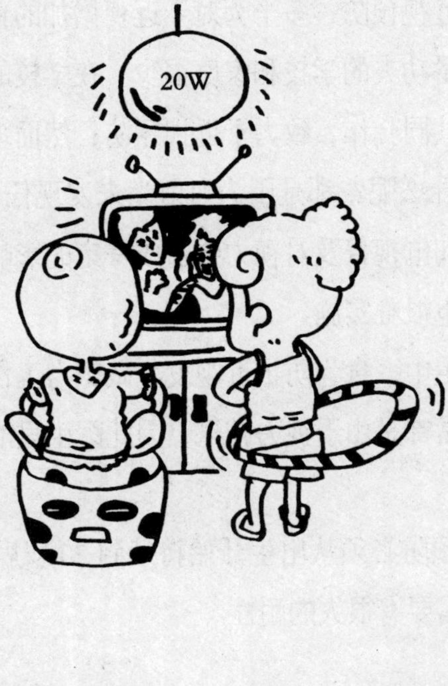

预防近视的十个方法

人们往往不重视预防，一定要等到事情发生以后，才会想到如何预防、处理。

例如对于地震的处理方法。尽管政府及专业团体一再呼吁社会大众做好防灾准备，但在一般家庭里面，能遵从指导具备防灾器具、储存非常时期所需食品的人有多少呢？我想应该不多吧！

近视的预防又是怎样的情况呢？很遗憾，这也是“说得容易，做到难”。目前我们所听到的近视预防，多半为对于近视增加的预防，真正能对近视发生的预防工作下一番功夫的学校和家庭很少。在学校的保健老师当中，也有些人能和学校医生共同合作，致力于近视预防；然而多半缺乏能真正配合实施的对策，这是为什么呢？那是因为目前尚未发现任何决定性的预防方法，而且由于读书写字和电视普及对视力会造成一定的影响，所以即使有真正能预防近视的对策，也很难实施。

此外，眼科医生中，肯为防止近视发生做努力工作的人也很少。这是因为到眼科去的人通常都是由于视力减退，因此医生只能对如何使视力不再恶化加以诊断罢了。

因此，近视的预防必须从出生开始持续到 20 岁后半期，否则不能做到真正的预防，而这需要有很大的耐性。

也就是说，不论预防近视产生或预防近视增加，都是相当困难的工作，大家必须具备这层认识。正因为如此，我们不要以为只要能使近视度数停止在轻微的程度，即表示预防对策成功，因而给予过高的评价。

近视的人往往都会感到很烦恼，尤其对小孩而言，一旦要让他们配戴眼镜，往往会使其身心受到伤害，因此很多父母对于近视发生及度数增加的预防问题，都感到相当头痛。

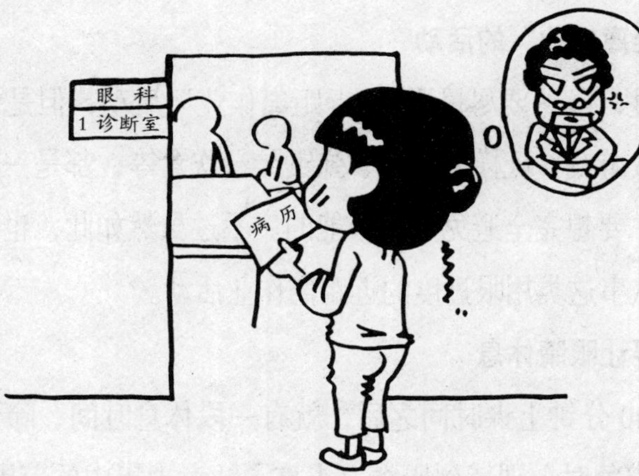

接下来就对近视增加的预防（发生的预防也包括在内）加以探讨。在此之前，希望各位家长尽可能多付出一番努力，一一去除会对孩子造成视力伤害的恶劣环境，并且也确实施行以下所说的各个要点。

去除恶劣环境

●必须注意到遗传环境

前面已经说过，近视原因包括遗传因素在内。

即使配戴眼镜也无法矫正而使视力恢复正常的高度近视、弱视等，很大程度上都受到遗传因素的影响。然而，小孩子并不能自由选择父母，而且很少有整个家族中完全没有近视先例的人存在。

当然能选择家庭中没有近视的或与近视血缘较少的人为对象较好，但有时却会因为基因突变或疾病而使孩子出现近视、弱视等问题，这些都是当前无法解决的难题。

●避免“近距离作业”的活动

前面已经说过，虽然要尽量避免“近距离作业”活动，但是像读书、做作业、看电视、做游戏、玩模型飞机、弹钢琴、饮食等，都是一般人经常从事的近距离作业，要想完全避免是不可能的。不过虽然如此，也要在可能范围之内尽量避免从事这类用眼过度的近距离作业活动。

●课间一定要让眼睛休息

学生在每堂 40 分钟上课时间之后，就有一段休息时间，除了可以去上厕所，同时也能避免对上课感到厌烦（小孩子注意力集中的范围约在 40 分钟），此外还有一个非常重要的意义——必须让眼睛休息。

在休息时间还一直看书或看漫画的孩子，就是自己想要患近视。因此，在课间休息时，孩子们最好尽可能到外面玩，或与朋友一起聊天，这些都是对眼睛很好的事情。

如果是在家里看书写字，和上课时间一样，每隔 30~60 分钟后，必须让眼睛休息 5 ~ 10 分钟。父母可以帮孩子计算时间，时间到了就提醒孩子休息，这样一来，便可使注意力完全集中于书本的小孩子，神经略微获得休息。

●**保持正确姿势读书并注意休息**

也许你会提出疑问：在实际面对书本时，究竟该让眼睛保持什么状态较好呢？

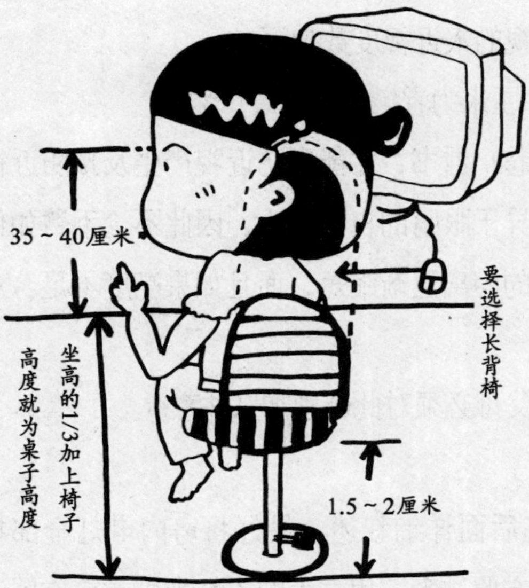

首先一定要坐正。这种姿势绝对不会感到难过，同时身体也要保持轻松。一旦姿势正确以后，眼睛高度要和书桌保持35～40厘米距离，这就必须调节桌子的高度。

附带提到桌子、椅子的理想组合方式。标准的椅子高度，为膝盖以下长度减去1.5～2厘米的距离，桌子则是座高的1/3加上椅子高度为最好。近年来小孩子所用的书桌，大多具备调节功能，

小知识

幼儿期如何保护眼睛

0～12岁 **病变：**远视性弱视 **生理：**婴儿出生时，没有单视功能，视力不及成人的1%，也没有融像功能，视觉功能随着年龄的增长逐渐发育。并要不断地接受外界清晰物像的反复刺激，以促进发育。如果在此期间发生了远视，视网膜无清晰图像就形成弱视。

防治：这个年龄段的孩子，是视网膜上的图像和大脑建立联系的阶段，若超出了这个阶段，就再也建立不起联系了。因此一定要尽早发现孩子视物不清的现象，尽早戴眼镜矫正，让视物清晰起来，可防弱视。

极为便利。同时，在为孩子选择椅子时，最好选择有靠背的形式，这样才能使身体获得较好的休息。

在面向桌子时，头部必须稍微向前倾斜，最好保持完全向前的状态，对眼睛较好。如果没有保持正确姿势而使身体逐渐往前倾，结果会造成驼背，并使没有近视的人患近视，原本近视的人近视度数加深。

书本和眼睛的距离，以保持 30 厘米为宜。

像这样，以正确姿势（轻松姿态）看书，才能预防近视产生及预防近视度数加深。如果躺在床上看书，无异于眼睛的自损行为，因此不论手臂如何疲累，也绝对不能使眼睛和书本间的距离逐渐缩短，而且如果亮度不足，对睛睛也会造成很大的伤害。

此外，躺着看书会变成习惯，父母必须对此特别加以注意。

●要有充足的照明设备

照明设备也很重要，这点将在后面详细叙述。最好将房内电灯全部打开，使用右手的人灯光必须由左前方照过来；用左手的人灯光由右前方照过来。除了房间的照明之外，还须准备一盏书桌用台灯，这是很重要的。

那么，在车上看书又会如何呢？事实上，车上的照明必定不好，而且由于摇晃不定，对于眼睛非常不好，同样应该加以禁止。

●如何在看电视的同时不伤害眼睛

虽然大多数人都知道看电视对眼睛不好，但是要限制小孩子完全不看电视，是根本不可能的事。而且，电视内容对于学校教育而言，也是非常重要的辅助工具，这是不容疏忽的事实。也就是说，电视是很令人困扰的东西，到底该怎么做才好呢？

看电视时最适当的距离，已在前面说过。理论上是离得越远越好，但如果离得太远，画面就会因太小而看不清楚，而且声音也必须开得很大，否则就听不到；这样一来，不仅对邻居造成困扰，而且丧失临场感，因此以距离 2～3 米为最恰当。至于画面当然以大些较好，必须注意的是，每看 30 分钟一定要休息一分钟，眺望远方让眼睛获得休息，这一点绝对不可掉以轻心。

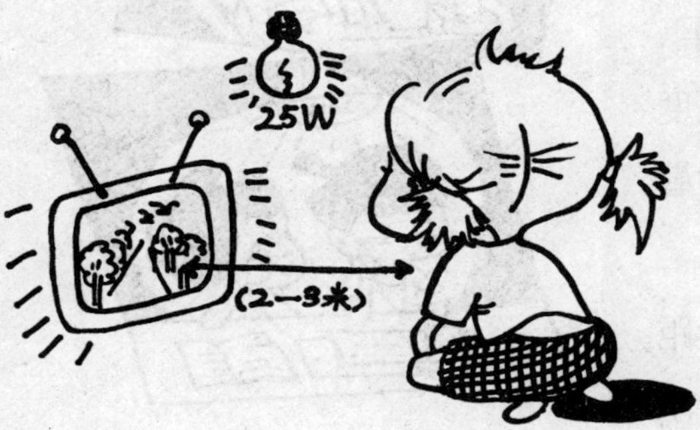

不妨选择每周播出的 30 分钟节目，以轻松的心情欣赏。如果真的很想看某个两小时的节目，就必须利用广告时间将眼光移开电视，尽量让眼睛看看远处，父母必须特别注意孩子这点。此外，上厕所也是让眼睛休息的有效方法。

看电视时，如果房间内完全没有照明，是非常不好的。因为电视荧光屏的光线过强，会使眼睛疲劳。所以看电视时的房间照明，以日光灯而言，10 平方米大的房间要 25 瓦，7 平方米大的房间有 15 瓦较好。这种亮度能使电视画面的亮度稍暗，对眼睛不易造成伤害。

不会增加眼睛负担的照明

房间的照明不能太亮，也不能太暗，以平常时眼睛感觉不会过亮或过暗的程度，才是最适合的。

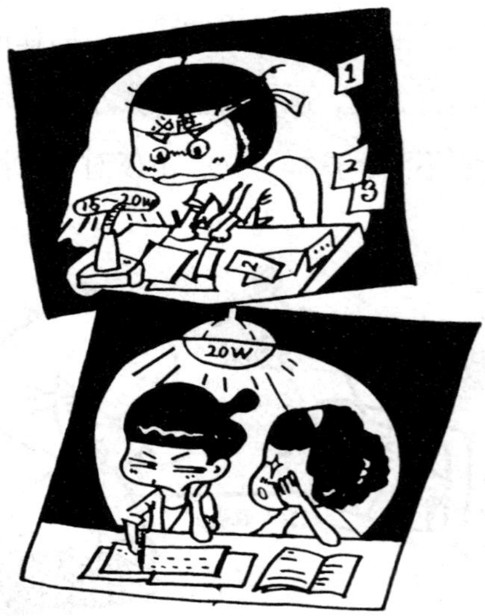

在日常生活中，不会对眼睛造成负担的最低限度光源为 25 勒克司，即前面曾经说过的标准：日光灯在 10 平方米的房间内要 25 瓦、7 平方米大的房间则要 15 瓦。在公交车、出租车中，只要能大致保持这种亮度就可以了，至于教室则必须有 200 勒克司的亮度，这是最低标准。

不过必须注意的是，在进行近距离作业时，即读书、写字时的照明度，以 300～500 勒克司为最适当的亮度，台灯型的日光灯则为 15～20 瓦为宜，这才不致于对眼睛造成伤害。因此，进行近距离作业时，除打开书桌上的台灯之外，还应打开房间的电灯，否则也会对眼睛造成伤害。

在亮度充分的前提下，绝对不能让头、手造成阴影或遮住光线，因此照明方向也必须特别注意。

养成眺望远处的习惯

增加外出时间，让孩子在户外时尽量睁大眼睛，选择距离很远的景物并一直凝视它，直到看清楚——要经常做这类眼部运动。

根据研究报告指出，仅是这种运动就能使患近视的孩子度数减少（但不会完全消失）。

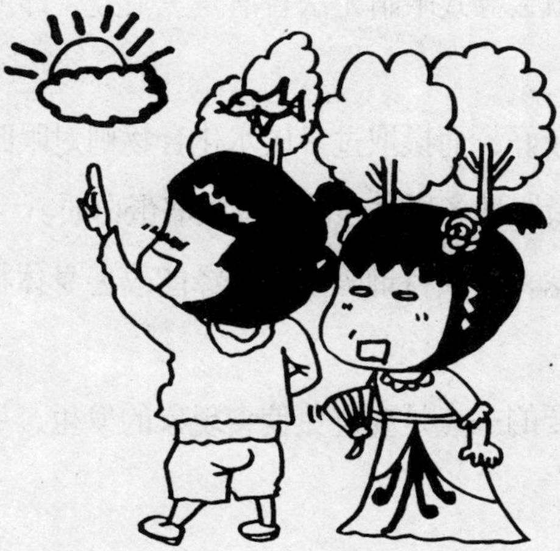

做这类运动时不需配戴眼镜，但每天进行并持之以恒是很重要的。一旦停止，视力很可能恢复至原来的状态。

此外，不妨尽可能把孩子的书房安排在窗前，这样可使孩子视野更加开阔，如前面所说一样，以远方朦胧的一点作为既定目标，在休息时间让孩子看着它；养成这种习惯，对于改善孩子的视力，是非常重要的。

不 偏 食

家长一定要让孩子做到营养均衡，也就是说，一定要养成不偏食的习惯。

小知识

少年时期如何保护眼睛

10～16岁 **病变：**近视眼 **防治：**在眼球发育定型阶段，尽量不要视近过度。

预防近视眼，要少食酸性和甜的食品，否则会影响食物中钙离子的吸收；近视眼患者还应补充蛋白质、钙质和磷质、维生素等，此外还需补充锌、铬等元素。黄豆、杏仁、紫菜、海带、羊肉、黄鱼、奶粉、茶叶等食物中锌的含量较高；牛肉、谷物、肉类、肝类等物品中含铬较为丰富。

例如，维生素 A 一旦摄取不足，就会导致眼睛无法看清楚黑暗处，即所谓的“夜盲症”。

有人认为大量摄取维生素对眼睛较好，而摄取过多碳水化合物则对眼睛不好；也有人认为必须注意尽量避免摄取过多甜食，而应多摄取蛋白质。

不过如果患其他疾病，又另当别论，必须咨询医生，选择能改善身体状况的饮食较好。

虽然有各种不同的说法，但很重要的一点是要避免偏食现象的发生，尽可能保持饮食平衡。

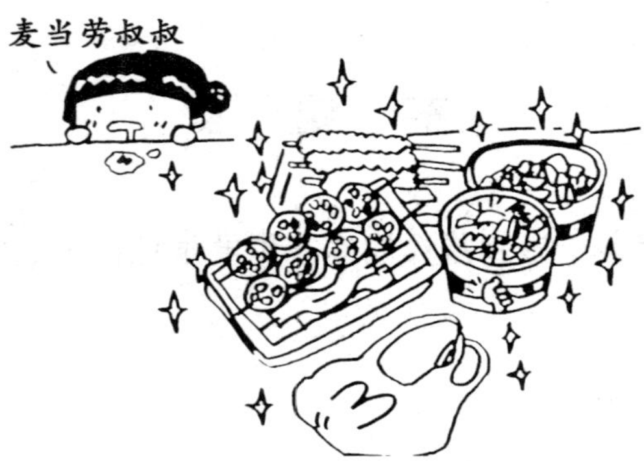

看近距离事物时不要配戴眼镜

看近距离事物时尽量不要配戴近视眼镜的道理，似乎很多人都不太了解，这虽然是一个很消极的方法，但是对于预防近视度数的加深却很重要。

必须尽可能矫正散光

如果属于角膜散光的情况，就要尽可能加以矫正，才不致使近视度数加深。

散光的矫正非常困难。如果你到一家不熟悉的眼镜行配眼镜，一旦他在眼镜上加些不必要的矫正，往往会引起眼睛疲劳，使近视越来越严重。

为了使自己戴眼镜时感到舒适，也为了不再使近视加深，最好到眼科由专门医生为你配戴散光眼镜，千万不要随便配戴不适合的眼镜。

在配制眼镜时，很重要的一点是，必须先经过眼科医生检查，确定是否患眼睛疾病，了解两眼度数多少、视力如何及眼镜应该配何种度数较好；得到适当的眼镜处方之后，再到眼镜行去，让他们按照医生处方配制眼镜。希望大家能牢牢记住这点。

配戴凸透镜眼镜

看近距离和远距离时，睫状体、悬韧带及晶状体的功能都不一样；也就是说，这些器官的运作具有调节功能。根据这种调节功能，才能使影像在网膜上形成；如果不能自由运用调节功能，就必须配戴凸透镜眼镜。这样，可使眼睛看不到远方而获得休息，并减轻近视度数。

不过，如果勉强使这种眼睛调节作用停止，会造成辐凑（使两眼视线集中于眼前的功能）和调节作用之间保持平衡的功能丧失，这是最主要的缺点。

使用多焦点透镜

凸透镜的装用法包括看近距离时摘下近视眼镜等，但这都是比较麻烦的方法。其实，可以选择像老花眼镜一般，在透镜上半部配合近视度数，下半部则与一般度数相等，这也是配戴凸透镜的方法之一。此外，可以配合使用阿托品点眼药，矫正效果更好。这是一种预防近视的方法。

不过这种方法效果是否真的很好，目前不太确定，而且价格比普通眼镜高出 2~3 倍，因此目前还不流行。此外，多焦点透镜的划分并不明确，倒不如选择双重焦点透镜的划分较为清楚明晰。但由于担心被朋友耻笑自己戴的是老花眼镜，所以很多小孩子都不愿意配戴，这也是令人感到困扰的问题。

利用隐形眼镜

这种方法据说对于防止近视度数加深有效果，然而目前并未被普遍采用。

在小孩子当中（大人也是如此），有很多人都不喜欢配戴眼镜，在别无选择之下宁愿戴隐形眼镜。

然而，隐形眼镜并不是那么容易配戴的。小孩子不到高年级阶段，大多无法自行戴上或取下隐形眼镜，因此决定要为孩子配隐形眼镜时，最好等到他们能自由装卸隐行眼镜的年龄再配，或者由父母帮助进行配戴。

另外，度数较轻的隐形眼镜制作比较困难，因此通常都应用在近视度数较高的人身上。

小学生配戴隐形眼镜时，必须考虑是否是适合他的矫正方法，然后再加以采用较为妥当。

使用药物——必须遵从医师指导

如果在尚未清楚自己是否患近视，就贸然进行药物疗法的话，会产生许多危险的副作用，因此我们并不赞成大家使用。

据眼科专家介绍，绝大多数眼药水除了其治疗成分外，还含有防腐成分。如果经常滴眼药水，防腐成分会破坏眼表结构，产生刺激症状。抗生素眼药水是应用最广泛的，包括针对细菌感染、病毒感染、真菌感染、衣原体感染等。这类眼药应在医生的指导下按疗程用药，如果盲目地长期使用抗生素眼药水会引起耐药菌株的产生。

眼药水根据其成分的不同，其治疗作用也不同，如果不经确诊便自己经常点某种眼液，会引起不良后果。如：有人眼睛干涩不适，用了糖皮质激素类的眼药水，立即感觉舒适，于是经常滴这种眼药水。由于这类药物能抑制

小知识

眼药水怎么点才正确（一）

滴眼药水首先要注意姿势。滴药时头应后仰(平卧)，用手将眼睑下拉，将滴管靠近眼部，滴入药液1～2滴，每日3～4次。

药水滴入眼睛后，应轻轻闭上眼睛休息三四分钟，以延长药水与眼球接触的时间，增进药效。眼皮眨动会加快药水的排泄速度，降低药效。点眼药水后宜按住内眼角三四分钟，以避免药水经由泪孔流入鼻泪管引发副作用。

免疫机能，可能引起严重的感染甚至角膜穿孔，还可能引起激素性青光眼等严重后果；有些眼药水含有收缩血管的肾上腺素，当眼睛充血时用了马上充血消退。这是肾上腺素收缩了血管，但并未去除充血的病因，当药效过去了，充血依旧。频频滴用这种强力收缩血管的药物，很可能加重眼病。

专家提醒：用任何一种药物都应有针对性，要在医生的指导下，按疗程用药。更重要的是要养成良好的卫生习惯，生活要有规律，科学用眼，增强体质，避免眼病的发生。

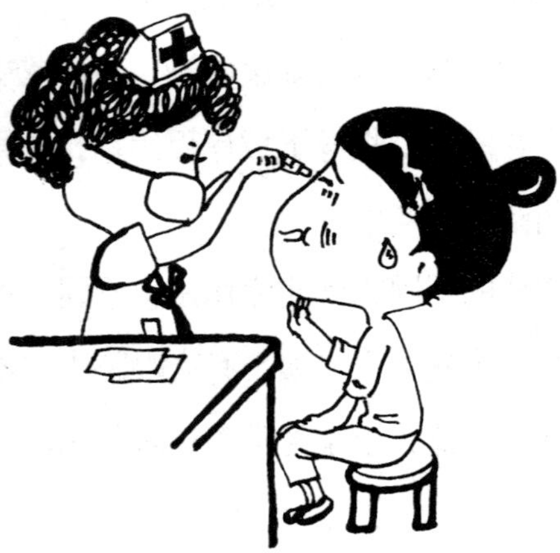

小知识

眼药水怎么点才正确（二）

若病情需要几种眼药水同时使用，需间隔一定时间交叉滴眼，勿同时滴用。因为眼泪循环会在5分钟内将点入的眼药水排泄掉，所以一种药水点完5分钟后再点入另一种，才不会把先点入的眼药水稀释掉。

若滴眼液和眼药膏同时使用，应先用滴眼液，间隔一定时间后再用眼药膏。以悬浮液剂型制成的眼药水，使用前应摇晃均匀。

治疗近视的七个方法

多年以来，人们采用治疗近视的方法不胜枚举，希望尽可能不要戴眼镜或使用隐形眼镜。然而在这么多的方法之中，却几乎没有一种能彻底解决问题。主要原因是效果无法永久持续，容易产生全身性副作用，使用也非常麻烦，并非实用的方法等。而且眼轴一旦伸长，要想将它缩短，除了施行手术之外别无他法。但是采用手术方式时，必须同时考虑到副作用、持续性等问题，因此也很少使用。

那么到底应该采用怎样的方法呢？现在让我们来共同探讨吧。

服用药物治疗

以前曾经有人使用各种药物进行试验，有些药物的确具有效果，然而大部分药物效果都只具暂时性，而且会产生副作用，在追加试验后，即不再产生效果。

因此，目前尚不能用服药方式治疗近视。

点眼药治疗

点眼药治疗曾应用于治疗近视，但由于其种种弊病，目前正规医院都不再采用。

●没有很好的效果，实行很难——阿托品眼药

用阿托品点眼始于 19 世纪，由于它能去除睫状体肌肉的异常紧张现象，因此被用于近视治疗。

这种药物的药性非常强烈，副作用大，一次点眼往往会持续两个星期头晕目眩，很难看清近距离内的东西，而且使调节功能麻痹，使得读书、写字变得非常困难。

曾经有位叫贝德罗·西安的人，持续一年时间每天以阿托品点一只眼睛，另一眼则不点，结果点药的那只眼睛的近视不再加深，当然度数也多少减轻了一些；而没有点药的那只眼睛近视则不断加深。到了第二年，他又改变方法，给原先未点眼药的那只眼睛点眼药，而原本点眼药的那只眼睛则不再点眼药；结果原本近视加深而现在使用眼药的眼睛，近视加深的情形停止，而且度数稍稍减少；而原来点眼药，现在不点眼药的眼睛，近视则不断加深。

阿脱品产生的屈光度变化

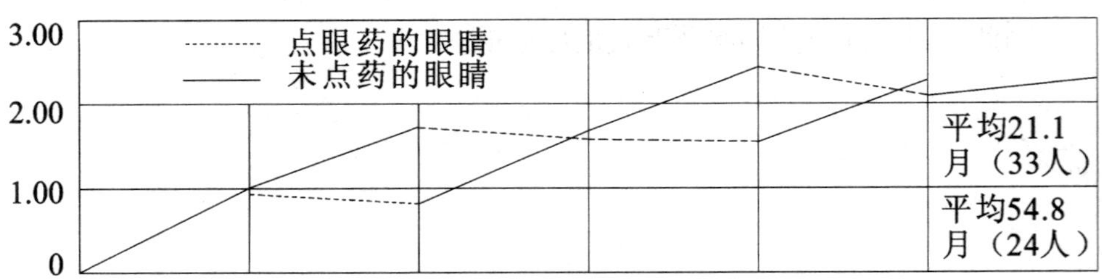

也就是说，在点眼药期间能维持很好的效果，一旦停用眼药，近视就开始再度加深。如果两眼都点眼药，那么两眼的近视度数都可能停止加深，但如此一来却会造成长期头晕目眩、喉咙干燥、发烧等现象，对读书、写字也会造成不便。

●最广泛应用的是——特勒皮卡麦得眼药（米得林 M）

由于阿托品会造成调节作用麻痹，有人就采用较缓和的调节麻痹剂特勒皮卡麦得（米得林 M）。它的效果能持续 12 小时左右，因此如果在晚上 9 点时点上眼药，第二天早上效果便会消失。但是在白天使用，并不会对眼睛造成不自由感，故而较为方便。遗憾的是，它的效果不能像阿托品一样持久，而且有引发青光眼的危险，因此正规医院不采用。

●效果比较短暂的——复方托吡卡胺滴眼液

复方托吡卡胺滴眼液，该剂可达到扩瞳和调节麻痹的目的。在滴眼后 15 ~ 20 分钟瞳孔直径达最大值，持续时间 1 个半小时后开始回缩，5~8 小时后复原。用于调节麻痹时，通常 1 次 1 滴，间隔 3 ~ 5 分钟，共滴眼 2 ~ 3 次。也可根据症状适当增减。

此药目前不被正规医院采用，最新观点认为无任何作用。

●很少使用的——皮落卡耳丁眼药

如果希望调整睫状体肌肉，并且造成眼压下降的作用时，就可以使用这类药物，不过效果并不是很好且国内无此药。

此外，也有人使用维生素 B_1、下垂体荷尔蒙、麦耳思蒙、唾液腺荷尔蒙、钙剂、空得洛伊氢硫酸制剂等局部注射用的药物。

物理治疗

●目前已被禁止使用的——眼球按摩

有人认为眼球按摩能使近视减轻，但是经过实践后发现，除减轻近视之外，同时也会产生角膜混浊、圆锥角膜、角膜散光、白内障等副作用，目前已被禁止使用。也有人认为，如果在发烧时摩擦眼睛，也会造成近视。

●较少使用的——低固波、超音波治疗

这是为了消除睫状体紧张所采用的方法，除了很轻微的近视之外，几乎没有任何效果，因此很少被使用。

手术治疗

●会产生许多后遗症及害处的——角膜前后面切开法

这是日本发明的治疗法，对于轻度近视能在短期产生效果，但10年至20年后，却会由于角膜浮肿而导致失明，因此目前已经不再被采用了。

这种治疗会在短时间内发挥效果，但是它所造成的后遗症却是相当严重的。除了前面所说的失明之外，还有许多其他情况。

●易引起网膜剥落的——晶状体摘出术（父卡拉氏手术）

患高度近视的人，即使配戴眼镜也无法使视力完全恢复正常，因此往往采用摘出晶状体（使近视减少12～19屈光度）的矫正方法，但如此一来，手术后视网膜剥落的频度会增加，调节力丧失，必须使用远近两用眼镜，因此很少被采用。日本著名作家曾野绫子在进行白内障手术之后，反而变成近视，这种情形即与上述状况相似。

●光是理论而尚未实行的——眼球缩短术

这是配合视网膜剥离手术所采用的缩短眼轴方法，不仅有危险性，而且效果不稳定，所以目前仍停留在理论阶段，并没有实际应用。

●效果不稳定的大手术——巩膜加固术

这是在眼球后方补上一块东西，以防止眼轴延长的方法，可使用于高度近视上。这是可以与视网膜剥离手术匹敌的大手术，但是效果并不稳定，仍然有待于日后继续研究。

●手术进行相当困难的——角膜形成术

这项手术是将角膜切除，放在冷冻旋盘上，改变它的屈光度，然后再植回眼睛，是一项极为庞大的手术。对于高度近视、高度散光的治疗具有良好效果。不过世界上除了西班牙一个叫巴拉该的人以外，至今仍没有人做过这类手术。将来或许医学技术更为进步时，会大为盛行，但就目前而言，还是一个太复杂的手术，只有富人才能负担得起手术的费用，而且手术技巧很高，医生绝不会轻易动手。

目前近视手术有 LASIK、LASEK 等，是目前的主流手术，效果较肯定。

隐形眼镜治疗

●尚未普及的——由隐形眼镜产生的角膜矫正术

据说隐形眼镜能矫正近视，使近视度数减少。

基于这个目的，40 年前，就有人研究隐形眼镜的弧度，认为它能稍稍改正角膜弧度，减少近视度数。这种治疗曾在美国某些地区进行，然而目前并未被普遍采用，而且方法也不简单。利用这种方法可使近视减少0～3的屈光度，但是效果并不稳定，也有近视反而增加的情况出现。此外，假如不是很轻微的近视，就不会产生明显的效果，同时还存在很多问题。

进行这项近视治疗时，一定要配戴硬式隐形眼镜，而且每隔数月就得更换新的隐形眼镜，费用昂贵，因此并不普及。

配戴框架眼镜治疗

●最简单的方法——利用框架眼镜矫正视力

戴框架眼镜能使近视的人拥有清晰的视力，这是矫正视力最简单的方法，然而却经常被人们遗忘。

事实上，人们只要戴上框架眼镜，就能拥有正常视力，但是很多人都忘记它所带给我们的这个大优点。与盲人相比，我们是何等幸运！

近视度数能否完全矫正，目前尚在讨论之中。所谓完全矫正，即指不再

小知识

近视眼手术前应做好以下准备工作：

1.术前2周内请勿戴硬质隐形眼镜，术前1周内请勿戴软质隐形眼镜。2.术前3天内请按医嘱每天滴抗菌素眼药水。3.手术当天请勿用任何化妆品及香水。4.术前请做注视训练。方法：仰卧注视上方30厘米处的光源或物体，保持眼球不动1分钟以上。5.术前1天请洗头、洗澡、剪指甲、做好个人卫生。6.治疗当天应有人陪同或接送，不要自驾车。7.术前若感冒或身体不适请告诉医生，以便酌情处理。女性朋友请避免在经期手术。

增加近视的程度。目前的说法是，框架眼镜能低矫正，而隐形眼镜则能完全矫正近视。

不论如何，如果想使自己看得很清楚，就一定要配戴框架眼镜。然而，尽管框架眼镜具有低矫功能，一旦配戴的眼镜度数不合，不容易看清事物时，就不会产生任何效用。因此，配戴框架眼镜，最好以既能看得清楚，又不致使眼睛疲劳的度数为宜。

中医治疗

按照中医的经典传统理论，疾病发生的本源，主要是脏腑功能失调。对于近视来说，它的起因虽然关系到很多方面，但主要是脏腑阴阳失调和气血功能紊乱。应当结合全身和眼部的症候表现，辨证施治。例如有中医眼科专家，运用辨证分型施治的法则，将近视眼分作以下四型，分别作不同的治疗。但患者请在专业医生指导下治疗。

1.肝肾不足型，应当补益肝肾。用药：枸杞子、女贞子、肉苁蓉、锁阳、桑椹子、红参、菊花、菟丝子、熟地黄、茯神等。

2.脾肾二虚型，应当健脾补肾。用药：党参、茯神、白术、怀山药、远志、五味子、车前子、泽泻、杞子、萸肉。

3.心气虚弱型，应当补心安神。用药：党参、酸枣仁、柏子仁、桔梗、生地黄、丹参、白术、茯神等。

4.肝气郁结型，应当疏肝解郁。用药：牡丹皮、山栀子、当归、白术、柴胡、香附、茯神、白芍、女贞子、桑椹子、青皮、甘草等。

体操防治近视眼

小孩子近视其临床表现为视力减退、视物不清，有的同时合并斜视、弱视等。对此，宜早防早治，主要是纠正不良习惯，以防为主。

体操是一种比较常用的大众健身方式，方法比较简单，易学易做，是防治近视的较好方法。

下面介绍几种简单而有效的防治近视眼的体操。

晶体操

选择一扇视野开阔的窗户，玻璃要干净透明，坐于眼睛距窗玻璃 2 米处的桌后，在窗玻璃与视线平行处下方 20 厘米的地方，贴一张 10 厘米见方的小画。桌上也放置清晰的图像，距眼睛 30 厘米左右。先有节奏地交替看玻璃上的画与窗外远处的物体，逐渐加快速度，当眼球疲劳后，可稍作休息。再有节奏地交替看桌上的图像与窗外远处的物体，逐渐加快速度，当眼球疲劳后即可停止。每天坚持，并根据个人的情况逐渐加量。

眼球操

①左右转动眼球：两脚开立，与肩同宽，双手叉腰。两眼尽量向左看，

到达极限，再尽量向右看。如此为1次，共做20次。

②上下旋转眼球：两眼尽量向上看，到达极限；当看清目标后，再转向下，看地面到极限。如此为1次，共做20次。

③上左下右旋转眼球：由上向左向下循序旋转眼球，每个方向都须看清目标后再转动。共转20圈。

④上右下左旋转眼球：与步骤③方向相反。共转20圈。

⑤远眺近看：尽量往远处眺望某个固定目标（越细小越好）30秒至1分钟。这时，眼睛尽量不转动，不眨眼。如此为1次，做3~5次。

眨眼运动

坐、卧、站位均可，全身放松，收心定神，用力闭眼，再睁开，反复进行。闭眼时，眼眶要特别用力，心思集中于眼睛，睁眼时尽量放松，每次5分钟，每次至少3~4次。

弯指练习

①抓住中指指尖向上牵引，使其弯曲，然后手掌朝下，把中指向上拉弯，上下各做3次。

②做小指的牵引弯曲，动作同上，上下各做3次。

③做食指和中指的牵引弯曲，动作同上，上下各做3次。

这个练习可以改善眼睛干涩、视线模糊等症状。每日练习3次。

穴位按摩操

①点按睛明穴：用右手拇指和食指腹点按睛明穴 8×8 次。以局部酸、胀为宜。

②按揉攒竹穴：两手拇指端着力，按揉攒竹穴 8×8 次。

③按揉风池穴：两手拇指端着力，按揉风池穴 8×8 次。

④按揉四白穴：两手中指罗纹面同时着力，按揉四白穴 8×8 次。

⑤按揉太阳穴：两手中指端同时着力，按揉四白穴 8×8 次。

⑥按揉丝竹空穴：两手拇指端同时着力，按揉丝竹空穴 8×8 次。

⑦按揉鱼腰穴：两手中指罗纹面着力，按揉眉毛中心的鱼腰穴 8×8 次。

⑧按揉光明穴：两手拇指端着力，按揉光明穴 8×8 次。

⑨按揉合谷穴：用一手拇指罗纹面按揉合谷穴 8×8 次，然后交换按揉另一手合谷穴 8×8 次。

眼保健操一

①揉天应穴：以左右大拇指罗纹面按揉左右眉头下的上眶角处，其余 4 指散开，弯曲如弓状，支持在前额上，做 8×8 拍。

②挤按睛明穴：以左手或右手大拇指与食指挤按鼻根，先向下按，然后向上挤。一按一挤为一拍，做 8×8 拍。

③揉四白穴：将左右手的食指各放在鼻翼两侧，大拇指支撑在下颌骨的凹陷处，中指、无名指和小指屈起，用食指轻揉，做 8×8 拍。

④按太阳穴轮刮眼眶：用左右拇指罗纹面分别按在左右太阳穴上，其余4指蜷起来，用食指第二节内侧面刮上下眼眶。上眼眶从眉头到眉梢，下眼眶从内眼角到外眼角，先上后下，轮刮1圈。上下圈计4拍，做8×8拍。

眼保健操二

①紧闭双眼，保持2~3秒钟，然后忽然睁开双眼，保持2~3秒钟。

②保持面部不动，尽量将视线向上、下转移，并在最大限度时保持2~3秒钟；然后尽量将视线向左、右转移，并在最大限度时保持2~3秒钟。

③闭嘴，用鼻子深吸气，同时闭眼，把眼睛闭到最大限度，保持2~3秒钟。再用鼻子呼气，把眼睛睁到最大限度，保持2~3秒钟。

④恢复正常呼吸，双手轻握拳，轻轻敲打头顶部10次。

古代益视操

①静坐按摩：每日睡醒起身时，端坐，眼睛轻闭，调和气息，使眼部放松。双手食指微弯曲，大拇指抵住两侧太阳穴，其余3指呈握拳状，用微弯曲的食指上侧缘从内眼角沿上眼眶向外眼角按摩21次，闭眼片刻，忽然大睁。重复做3遍。

②摩目两眦：端坐或站立均可，眼轻闭，两中指端互相摩擦发热后，先在内眼处旋转按摩7次，然后沿眼睛转3圈；再于外眼角处按摩7次，沿眼睛转3圈。各重复做7遍。

③左右虎视：端坐，两手分别放在大腿上；或站立，两手互握，放于腹部。

回头尽量向左后方看，至头颈不能再转动为止；然后自左向右旋转，尽量向右后方看。如此重复做14次。注意转动要慢，动作轻柔舒松，身体保持不动。

④运动：站立，两脚分开，略宽于肩，双手叉腰，头稍仰，瞪大双眼，尽量使眼球向外突出，然后头部保持不动，使眼球转动，先向左转动7次，再向右转动7次，最后自上后下转动7次。重复做3遍。这一节最好在清晨有树木的地方做，可看到周围的绿色，使眼睛更感到舒适。

现代益视操

⑴起势：蹲下，两手着地，瞪目虎视，左顾右盼15~30次，然后张目转睛直立。

⑵按摩：

①揉天应穴：以左右大拇指罗纹面按揉左右眉头下的上眶角处，其余4指散开，弯曲如弓状，支持在前额上。按摩20~30次。

②挤按睛明穴：以左手或右手大拇指与食指挤按鼻根，先向下按，然后向上挤。按摩20~30次。

③揉四白穴：将左右手的食指与中指并拢，分别放在鼻翼两侧，大拇指支撑在下颌骨的凹陷处，将中指、无名指和小指屈起，用食指在面颊中央部的四白穴揉按。按摩20~30次。

④按太阳穴，轮刮眼眶：用左右拇指罗纹面分别按在左右太阳穴上，其余4指蜷起来，用食指第二节内侧面刮上下眼眶。上眼眶从眉头到眉梢，下眼眶从内眼角到外眼角，先上后下，轮刮1圈。按摩20~30次。每天做1~2遍，可以起到疏通经络、调和气血、消除眼肌疲劳等作用。

第4篇 如何选择框架眼镜、隐形眼镜

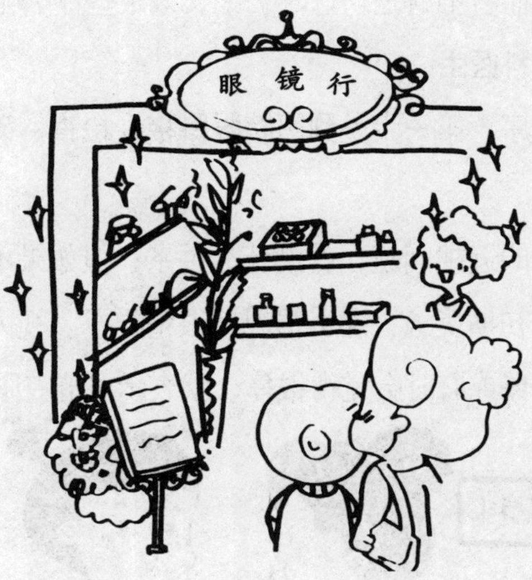

框架眼镜的正确选择方法

必须由父母去做的事

当孩子告诉你，最近他无法看清楚老师写在黑板上的字，或学校老师对他说“你患了近视，必须配戴眼镜”，又或原本已经配了近视眼镜，现在却觉得度数似乎增加而看不清楚。这时，家长该做些什么呢？

●首先要看眼科医生

配戴眼镜的顺序，第一步是到医院眼科接受检查，确定视力减退的真正原因。

如果只是单纯的近视问题，就没什么关系；但如果不是近视而是因其他疾病，例如白内障初期疾病，那么情况就很糟糕了。视力减退的同时，如果伴随着眼睛会有眼屎或有时会觉得很痒，就表示可能有眼睛疾病。

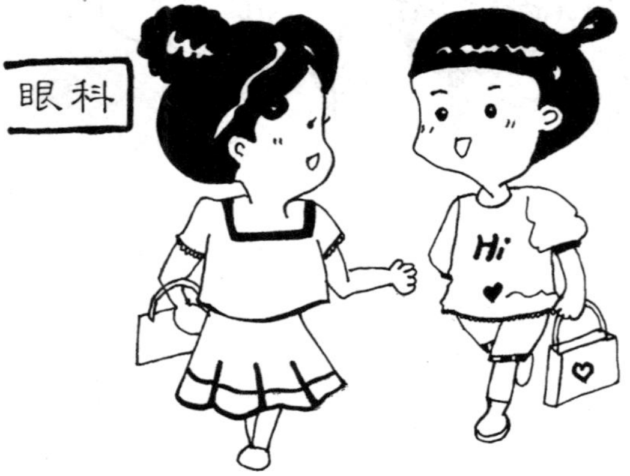

如果视力减退的原因是由于眼睛疾病所造成的，首先要将疾病治疗痊愈。视力减退的原因一旦确定不是因其他眼睛疾病所引起，就可认定是由于屈光异常所产生。同时，还必须了解近视程度是否已到达不自由程度，是否需要配戴眼镜加以矫正。

决定需要配戴眼镜之后，首先必须由眼科医生测量近视程度，找出正确的度数。如果视力度数不稳定，就要多测量几次，找出正确度数。其次，当最后度数确定以后，必须配上相同度数的透镜（检查用镜片）到处走走看看，并且阅读文字。这时要尽可能检查配戴后是否看得比较清楚，眼睛或头部是否感到疼痛，看手边事物是否觉得怪异，爬楼梯时是否会感觉不舒适等情形。

如果孩子年龄还小，无法具体说出对这些事情的感觉，家长就必须根据孩子的态度，判断出所配戴的透镜对孩子是否适合。

最后，才可以请医生开立处方笺，再拿着处方笺到眼镜行请他们依据处方配眼镜。这时最重要的是，眼镜行的人是否了解医生所开处方的内容，以及是否有足够技术能正确配出这样的眼镜来。要到诚信度较高的眼镜行配眼

小知识

眼镜的正确使用方法(一)

1.轻轻擦拭

擦拭镜片时，请手拿待擦镜片的外侧轻轻地擦拭。不要过于用力。

2.沾湿了立即擦拭

沾湿时，请立即用手巾擦拭。如果放置不管，水垢沉积后就不易擦拭。不要使用汽油、稀料等液体擦拭，否则会导致树脂部分变质、变色。

镜，这样才能感到安心。

●选择眼镜的注意事项

带着眼科医生的处方到眼镜行去时，到底还需要注意哪些事项呢？

首先要特别注意眼镜框。虽然是为小孩子配眼镜，但是仍然必须注意到美观性。要注意镜框是否与脸型配合，以及两眼之间的距离等，这些都是必须考虑的重点。

如果你认为小孩很快就会长大而想选择大一点的眼镜，则会使眼镜很容易滑落到鼻梁上，造成眼镜和眼睛间的距离不合，只能看到透镜一端，这样一来，戴眼镜就毫无意义。

其次便是透镜的选择。透镜最好选择塑胶或强化玻璃制品，这样较为安全。市面上虽然有些不易弯曲变形且不易破裂的透镜，但由于价格昂贵，不太普及。

一般来说，只要使用普通透镜就可以了。医生不会指定患者使用何种透镜，昂贵透镜的确有其昂贵的理由，但有些透镜只是具有防止紫外线及其他光线的反射的功能，因而将透镜价格提得很高；事实上这和透镜本身好坏并没有很大的关系，这点必须加以注意。

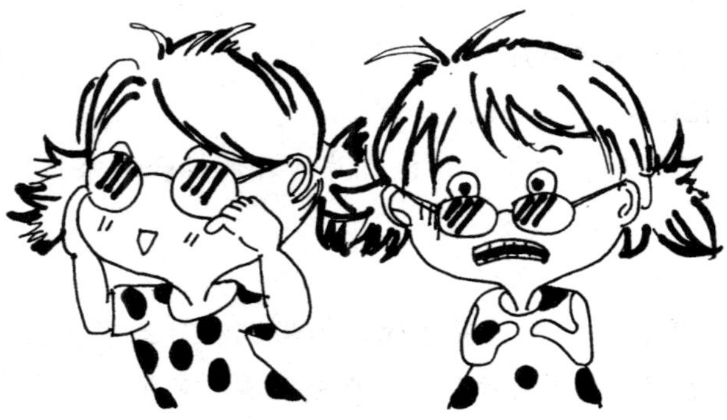

●配戴眼镜以后

眼镜配好之后，如果小孩子并未感到不适，就不必特别检查；如果有点差异，只要不造成很大的影响，也不必特别改正；如果仍然看不清楚，或感到眼睛疲劳、疼痛，就必须带着处方笺再到眼科检查一次。眼镜毕竟是人制造出来的东西，有点错误是在所难免的。

对小孩子来说，一旦眼镜戴得比较合适，比较舒适，自己就会想戴；如果不适合，不论父母怎么劝说，他也不会想戴；因此只要观察孩子的态度即可了解眼镜是否合适。

框架眼镜的正确戴法及使用方法

不论眼睛和眼镜如何配合，一旦配戴方法错误或使用方法不当，也不能完全发挥眼镜的功能，有时甚至会使近视度数增加。因此，有必要探讨框架眼镜的正确戴法及使用方法。

●框架眼镜的正确戴法

我们看到有人戴眼镜时，采取一只手或侧着头的姿势，这种戴眼镜方法

小知识

眼镜的正确使用方法（二）

3.汗渍、油等附着时立即冲洗

立即用水冲洗后擦干；如果油污较严重时，用中性洗剂清洗后，立即用水冲净。

4.灰尘附着时

砂粒和灰尘附着时，请用水冲洗后，再用镜布或纸巾擦拭。如果不用水冲直接擦拭的话会导致镜片划伤。

5.两手轻戴、轻摘眼镜

如果单手摘戴，会使镜腿部分增加外力，导致镜腿变形、视觉变化以至破损。

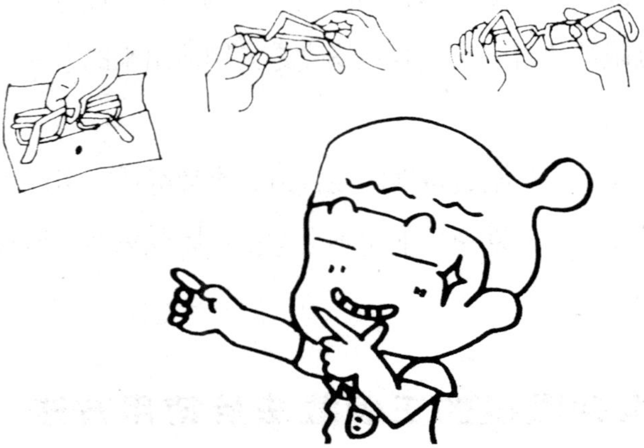

都是不好的。如果经常以这种姿势配戴眼镜，会对眼镜造成压力，使眼镜原本的形状改变，不仅不容易配戴，而且不易看清物体，反而造成近视度数增加。

正确的戴眼镜方法，必须是以两手同时拿起眼镜，然后将其完全打开，并注意不要把它戴到鼻子上，而要以正面角度架在鼻梁上，使眼镜完全与眼睛配合。

●框架眼镜的正确使用方法

使用眼镜时，绝对不可直接用手触摸透镜，必须用手抓住眼镜边的交叉部位，这点非常重要。如果以手指直接触摸透镜，会对透镜形成伤痕，并留下指纹，结果使透镜变得污浊，不易看得清楚，透镜寿命也会缩短。

打开眼镜边时，也必须注意以两手正面打开。将眼镜折叠起来的注意事项即是必须由左边的眼镜边开始往里折，并且轻轻折叠，这是非常重要的。

在放置透镜时，绝对不可使透镜和桌面等直接接触，否则更易形成损伤；必须将眼镜的眼镜边及前沿的眼镜框放在桌面上，这才是正确的放法。

此外，眼镜遇热时容易变形，而且镜框极易扭曲，因此必须避免将眼镜放在会产生热度的物体表面，例如电视或收音机上面，否则眼镜很快就会报销了。

镜片的处理也非常重要。由于镜片表面很容易沾染灰尘，如果随意将灰尘拍掉，往往会对镜片造成很大伤害，这点必须注意。

一旦镜片脏了，可以使用中性洗洁剂加以清洗；不过在擦拭时必须使用柔软的布料，以轻按方式慢慢擦拭。如果用力过大，会造成镜片伤害而缩短眼镜的寿命。

小知识

保护视力的三种锻炼方法

1.转眼法

先将眼睛凝视正下方，缓慢转至左方，再转至凝视正上方，至右方，最后回到凝视正下方，这样，先顺时针转 9 圈。再让眼睛由凝视下方，转至右方，至上方，至左方，再回到下方，这样，再逆时针方向转 6 圈。总共做 4 次。

2.眼呼吸凝神法

选空气清新处，或坐或立，全身放松，二目平视前方，徐徐将气吸足，眼睛随之睁大，稍停片刻，然后将空气徐徐呼出，眼睛也随之慢慢微闭，连续做 9 次。

3.熨眼法

此法最好坐着做，全身放松，闭上双眼，然后快速相互摩擦两掌，使之生热，趁热用双手捂住双眼，热散后两手猛然拿开，两眼也同时用劲一睁，如此 3—5 次，能促进眼睛血液循环，增进新陈代谢。

最后就是镜框。如果没有镜框存在，镜片也就发挥不了任何作用。镜框形状一旦遭到破坏，透镜就无法放在正确位置上，而且会加速近视度数的增加。因此，保持镜框的正常形状是非常重要的。

●**当镜片受到损伤时**

一旦镜片受到损伤，换一个新镜片是理所当然的事。但是我们却经常看到很多人虽然镜片已经受到破坏，却还是不想更换，这是极不正确的做法。眼镜也是身体的一部分，大家必须有这种认识，对于眼镜的问题，绝对不可放任不管。镜片有时会产生一些细小的伤痕，因此当你感觉镜片表面的伤痕造成视觉困扰时，就必须立即更换新的镜片，这样才能真正保护自己的眼睛。

框架眼镜的优点和缺点

●**框架眼镜的优点**

能立即戴上或取下。

不会直接与眼睛接触。

不会让眼睛感觉疼痛。

能防风、灰尘及光线等对眼睛的伤害。

如能很好利用，可成为时髦的装扮。

眼睛发生疾病时也可使用。

在有风沙、有挥发性酸碱物、油烟多、灰尘多的不良环境下工作的人较适合配戴。

●框架眼镜的缺点

度数过高时会使视线扭曲，无法产生清晰视力。

如果左、右眼度数相差在 2～3 屈光度时，小孩就容易产生疲劳而不愿意配戴眼镜。

出汗时眼镜容易滑落。

如果透镜为玻璃制品，便会很重。

如果透镜为玻璃制品，就得担心它会破裂。

影响体育运动。

小知识

四类患者适合戴隐形眼镜

若戴框架眼镜无法维持正常的视功能或视觉效果下降，最好选择戴隐形眼镜，尤其是下面四种常见情况：

1.屈光参差，即两眼的屈光度数相差超过 250 度以上。2.不规则散光的情况。3.高度近视、高度散光、高度远视、外伤后没有晶体等情况。4.发展迅速的近视。

隐形眼镜的正确选择方法

能掩饰框架眼镜缺点的隐形眼镜

隐形眼镜是一种透明物体，会附着于角膜前方，产生正常的屈光作用。

隐形眼镜对于即使戴框架眼镜也无法矫正的高度近视、高度散光等，都能加以矫正。此外，对于眼镜构造上的缺点（例如：镜框会缩小视野或眼镜对于温度变化无法迅速反应）都能够加以掩饰。

隐形眼镜的产生原本是作为医疗器具，但随着时代进步，如今已被人们用作美容方面的工具；这种意义目前已经超越它原先的含义，而且相当普遍。

在此，笔者希望大家慎重考虑的是：隐形眼镜是一种直接放入眼睛内部的物体，而角膜是个非常敏感的组织，稍稍碰触就会使它受到伤害，而隐形眼镜正是直接碰触角膜。因此如果只是为了美容而配戴隐形眼镜，似乎稍显轻率。

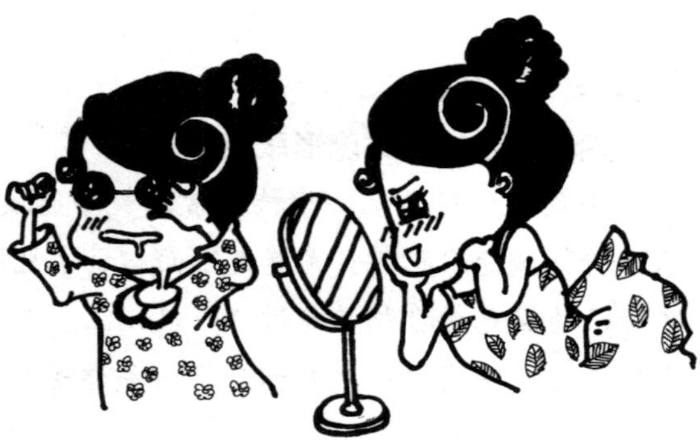

父母必须做的事情

●首先要找眼科医生

配戴隐形眼镜是件较困难的事，这点相信大家已经了解。由于隐形眼镜必须和角膜直接接触，一旦疏忽，就会造成不良后果。因此在选择隐形眼镜时和选择眼镜一样，必须到眼科接受检查，由医生开立处方笺，再把它带到眼镜行请他们照处方配隐形眼镜。

在医院里，医生首先要检查泪液分泌是否正常。眼泪和隐形眼镜的关系非常密切，隐形眼镜所以能附着于黑色瞳孔上而不会掉落，是由于瞳孔和眼镜之间有眼泪所形成的表面张力支撑着，因而使眼镜能附着其上。所以说，泪液分泌正常是配戴隐形眼镜的前提条件，患者一定要先接受泪液量的检查。

其次为屈光检查，这与配戴框架眼镜的情形相同。这类检查完毕之后，

小知识

远　视

远视患者接触到的光线通常聚在视网膜的后面，因此看远、近都不清楚。

但高度远视患者反而喜欢将读物放在眼前很近之处，欲使目标在视网膜上形成较大的物像，于模糊中求辨认，产生一种形如近视的假象。远视易出现调节性视疲劳，表现为看书、写字时间稍长，便觉字迹模糊；休息片刻，可能好转，继续工作后又会感到模糊。远视眼应配戴适度的凸透镜。7岁以下儿童的轻度远视属生理现象，不必配镜。

就必须测定角膜的曲率半径。

最后才选择透镜。这时必须实际放入试验镜片（检查用镜片），然后才能决定合适镜片的大小、基本弧度及度数。必须实际戴上并检查戴上之后的状态。检查项目包括镜片是否容易滑落、是否有异物感及眼球运动（配合眼球运动使镜片也跟着滑动，观察它是否能回到瞳孔中心位置），还有镜片周围部分对于结膜部(眼白部分）是否造成压迫等检查。

最后，做了这许多项目的检查之后，才能制作处方笺。所以在配戴隐形眼镜前，一定要先到眼科接受医生的检查，这是非常重要的项目，绝对不可忽视。

●选择硬式隐形眼镜或软式隐形眼镜

隐形眼镜分为硬式及软式两种，并不单以形体加以区别。有些人必须配戴硬式隐形眼镜，有些人则需配戴软式隐形眼镜，因此不能单以个人喜好来决定。

究竟该如何区分呢？大家不妨参考以下建议。

硬式隐形眼镜是特别为圆锥角膜、散光的人所设计。然而由于这类眼镜戴上之后，会产生异物感及强烈刺激，因此有些人不能使用，此时便可考虑配戴软性隐形眼镜。

与硬式隐形眼镜相比，软性隐形眼镜显得较大，但是却具有不易脱落的优点，对于经常从事剧烈运动的人而言，还是选择软式隐形眼镜较好。此外，老人及儿童也最好选择软式隐形眼镜。不过这类眼镜具有容易滋生细菌的缺点。

以上所说的区分方法只是一般情况，至于实际选择软式或硬式隐形眼镜，还是应由眼科医生来决定。

隐形眼镜的正确使用方法

前面已经说过，隐形眼镜由于会直接接触角膜，因此它的使用方法是否正确，是很重要的。

首先，最重要的是保持清洁。这不单是必须保持镜片本身的清洁，而且使用镜片之前一定要把手洗干净，这点必须注意。

其次，遵守正确使用规则也很重要。某天长时间配戴，某一天却完全不用的不规则使用方法，是很危险的。由此又产生了一天究竟该使用几小时的问题，但不论如何，最好使用不要超过规定的时间。使用时间因人而异，各不相同。有些人虽然使用时间超过限度，但第二天却完全没有发生异常；有些人则只能使用 6~14 小时。不过如果需要使用超过一定时间时，在当天必须保证有几个小时不戴隐形眼镜，以便让眼睛获得休息。

此外，千万不可戴着隐形眼镜睡觉。一旦戴着隐形眼镜睡觉，镜片就会保持静止状态而停留在角膜上，使角膜缺氧，对角膜健康十分不利。

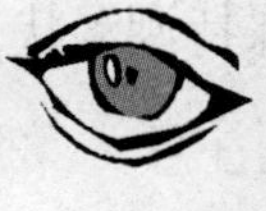

小知识

色盲　色弱

色盲，就是不能辨别色彩，即辨色能力丧失；对颜色的辨别能力差的则称色弱。色盲与色弱的界限一般不易严格区分，只不过轻重程度不同罢了。色盲又分为全色盲和部分色盲(红色盲、绿色盲、蓝黄色盲等)。色弱包括全色弱和部分色弱(红色弱、绿色弱、蓝黄色弱等)。

最后，当眼睛感到疼痛，有异物感时，不要继续忍耐，一定要立即将隐形眼镜取下。如果隐形眼镜取下后仍然有异物感及疼痛，必须立即到眼科接受检查。

●隐形眼镜的清洁和保存

隐形眼镜的保存比框架眼镜有更多注意事项。如果要使隐形眼镜保持最好状态，以便能长期使用的话，就必须注意清洁与保存的工作。

首先谈清洁。隐形眼镜一旦离开眼睛，就必须立即清洗。认为这点太麻烦的人，已经不具备配戴隐形眼镜的基本条件。

清洗硬式隐形眼镜可以使用专用清洁剂。清洗镜片时，必须以手指轻轻揉搓，约洗 20~30 秒。此时必须注意的是，尽量避免指甲碰镜片，洗完之后必须用清水清洗。具体的清洗步骤及注意事项应参见硬式隐形眼镜使用说明书。

清洗软式隐形眼镜时，必须使用软式隐形眼镜专用的生理盐水或清洁剂。将清洁液滴 2~3 滴在镜片上，然后用中指指腹以左右摩擦方式慢慢清洗表面，具体的清洗步骤及注意事项应参见软式隐形眼镜使用说明书。

其次就是保存，洗好后的镜片必须放入保存盒中保存起来。硬式隐形眼镜的保存法，可以采用干燥状态保存方法及潮湿状态保存方法保存。

软式隐形眼镜则必须放入专用保存液或生理盐水中，一定要保持潮湿状态才行。因为软式隐形眼镜变干燥，就不能再使用，这点必须特别注意。

●隐形眼镜的注意事项

不可用布擦拭镜片。

不可使镜片变干燥（特别是软式隐形眼镜）。

不可使油性物质附着于镜片上。

不可左右反戴。

不可将镜片翻过来。

不可用力压挤。

不可戴着睡觉。

隐形眼镜的优点和缺点

●硬式隐形眼镜的优点

可使高度近视、高度散光的人看得很清楚。

不易注意到左右眼度数差距。

视野比较宽广。

小知识

预防近视眼要注意

1.要养成孩子看书写字的正确姿势，眼与书本之间应保持30厘米左右的距离。

2.看书与写字时，光线应适度，不宜过强或过暗，光线应从左前方射来，以免手的阴影防碍视线。

3.看书时间不宜过长，每40~50分钟，应休息10~15分钟，闭眼或向远处眺望数分钟或做眼保健操，防止眼睛过度疲劳。

4.不要看字迹太小或模糊的书报，写字不要写得太小。

5.改正不合理的用眼习惯，如趴在桌上、歪头看书或写字，躺在床上看书，吃饭时看书，在强光下或暗淡的路灯、月光下看书，以及在开动的车上及走路时看书等。这些不良习惯都会使眼睛过度疲劳，降低视力的敏锐度。

能配戴太阳眼镜。

不影响整体美观。

●硬式隐形眼镜的缺点

不论戴上、拿下都很麻烦。

一旦眼球急速转动，镜片容易掉落。

对风、灰尘较不适应。

游戏时必须取下。

不能长时间配戴，否则会产生急剧眼痛。

眼睛容易充血。

戴上一段时间之后才能适应，所以应每天配戴。

眼睛发生疾病时不能配戴。

小孩子与老人较难配戴。

价格比较昂贵。

●软式隐形眼镜的优点

不会有异物感，因此配戴轻松。

相对而言，能较长时间使用。

不易掉落（小孩的情况或许并非如此）。

即使镜片不能与眼球密切结合也没关系。

●软式隐形眼镜的缺点

对于视力矫正方面并非很有作用，不能矫正高度近视、高度散光。

易被细菌污染，须特别消毒。

由于非常柔软，因此容易破裂。

对于风及灰尘较为敏感。

由于没有异物感，故容易患角膜障碍等重大疾病。

在配戴时，必须使用点眼药物，但是药物一旦被隐形眼镜吸收之后，很可能引起副作用。

眼睛患病时，就不能配戴。

小孩子与老人较难配戴。

价格比较昂贵。

小知识

角膜水肿

这是由于透明角膜水的代谢功能不良，造成角膜积水以致不透明的情况。外伤、发炎症状或内皮变性等各种角膜疾患都会产生这种现象。此外，长时间配戴隐形眼镜也是原因之一。

小孩子配戴框架眼镜或隐形眼镜，哪个较好

在我们给出结论之前，不妨先想一想，对于患近视的孩子而言，不论配戴框架眼镜还是隐形眼镜都是很好的。但是，这当然还必须具备许多条件。

首先，我们来谈谈框架眼镜。前面已经说过，框架眼镜比隐形眼镜容易配戴，只要能正确使用，就不会产生问题。然而，大部分小孩都不愿意配戴框架眼镜，对框架眼镜有抵制感，对于他们的这种心理，做父母的要加以理解。因此，父母必须花费一番工夫对小孩提出忠告，消除他们对框架眼镜的排斥感，使眼镜成为他们身体的一部分，这是非常重要的。

有些小孩不愿意戴框架眼镜的理由是在幼儿园或学校里小朋友会笑他是“眼镜猴”。被人如此称呼，相信不论是谁都不会觉得高兴，所以他们不愿意戴框架眼镜也是可以理解的。

在这种情形下，幼儿园或学校的老师及父母亲，必须对孩子说明眼镜对小孩而言是何等重要，让孩子学着体贴他人。

其次谈到隐形眼镜，问题就不似框架眼镜这么简单了。

隐形眼镜由于必须直接接触到最敏感的眼球，因此只要使用方法稍有错误，就可能对眼睛造成致命伤害。

接下来的问题就是使用方式。对小孩子而言，配戴隐形眼镜是非常困难的。如果小孩太小，不能自己配戴隐形眼镜时，就必须由父母帮忙戴上或取下隐形眼镜，这样就会产生许多麻烦。

另外，小孩子使用隐形眼镜时，往往不单是小孩个人问题；换句话说，对父母及其他家人而言也是一个大问题。即使小孩子自己能将隐形眼镜用得很好，但是在灰尘进入眼睛时，是否能迅速处理，隐形眼镜是否适合小孩子眼睛，这些事情不只小孩本身，家中其他人也都必须注意。

如上所说，小孩子能不能自如地把眼镜当成身体的一部分加以使用是很重要的。如果孩子能够，那么不论框架眼镜还是隐形眼镜都很适合使用。但一般不建议小孩使用隐形眼镜。

这里还要告诉大家一点，在普通近视的情形下，不管何种眼镜都可以配戴；但如果是患高度近视、圆锥角膜等以框架眼镜无法矫正的情形时，选择标准就必须改变。除了必须配戴隐形眼镜的场合之外，究竟要选择框架眼镜或隐形眼镜，应该由使用的人亲自选择较好。

小知识

儿童配戴隐形眼镜需要注意两个问题

1.首选硬性隐形眼镜（RGP）。与普通软镜相比，RGP具有更高的透氧性，对眼睛的影响程度比普通软镜要小得多，发生感染的几率只有普通软镜的1/10。

2.RGP镜片较普通软镜要贵（大约700～1600元/只），而孩子可能会丢失镜片，家长要有更多的心理准备。

第5篇 小孩子的眼睛疾病

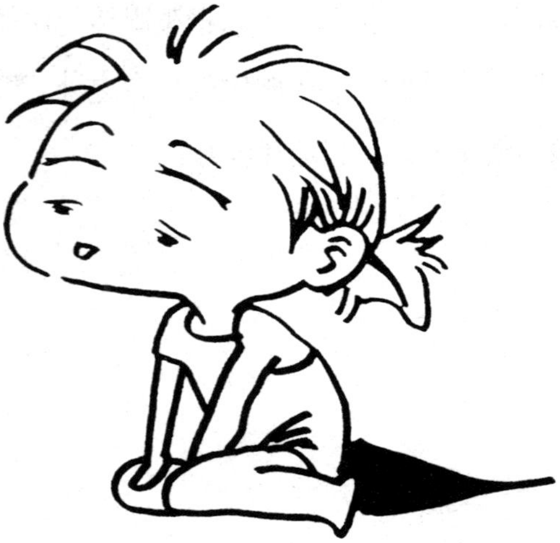

与视力有关的疾病

什么是眼睛不好呢

这里所谓“眼睛不好”，是指视力不良，即远的地方看不到，近的地方也不容易看清楚的症状。这种情形也会发生在已经配戴眼镜的人身上，因此一般当我们说“眼睛不好”时，可能是裸眼视力(不戴眼镜时所测量的视力)不好，或目前虽然配戴眼镜，但是矫正视力仍然不好的情况。

以下所要叙述的眼睛疾病，即指配戴眼镜也无法将视力矫正得十分正常的情况。而且眼睛疾病有些与眼睛的功能（例如视力）有关系，有些则与眼睛功能没有很大关系。

首先我们要来探讨与眼睛功能有关的疾病。

对视力会产生重大影响的眼睛疾病大致可分为四类，分别是角膜、晶状体、玻璃体的疾病（如果以照相机而言，即是透镜故障），网膜疾病(底片异常)，葡萄膜疾病（机身故障），视神经疾病（效果异常）。下面将分别加以探讨。

角膜病变

●近视度数突然加深（圆锥角膜）

这个病症较少发生于小学生时期，而到了初中、高中之后，如患此症，近视会急速深化（以几个月为单位），而且即使戴眼镜也无法充分矫正。

那是由于原本为美好球面形状的角膜，逐渐延伸为圆锥形所致。如果是初期症状，可以配戴隐形眼镜矫正；如果形状已发生很大偏差，即使戴隐形眼镜也无法加以矫正了。

这时可以采用角膜热形成术加以治疗。但如果并未产生良好效果，且病症持续恶化，就必须切除角膜，由他人身上取得角膜进行角膜移植手术。这项手术的成功率很高，如果能再使用隐形眼镜，多数可使视力恢复到 1.5 左右。

●眼睛疼痛、充血（角膜疱疹）

角膜细菌、病毒、真菌感染等病变都会引起疼痛，视力下降。

●晶状体混浊（白内障）

眼睛的晶状体混浊，即指白内障，一般分为先天性及老年性白内障等，小学生多由先天性或眼睛受伤所致。

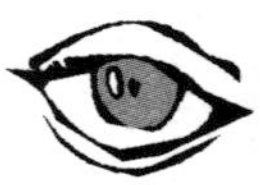

小知识

角膜热形成术

患圆锥角膜时，必须以加热方式改变角膜形状，减少尖锐程度，可以利用眼药麻醉。这是较为简易的手术，但并不普及。如果症状较轻微，治疗后可痊愈。

先天性白内障发展速度通常不会很快，也不会感到明显的异常，如果病情较轻不动手术也没有关系。但是，如果影响视力则必须早做手术，否则会形成弱视。

因受伤而产生的白内障，大多必须进行手术。此外，白内障也可能因全身的疾病（糖尿病、肌肉萎缩症或过敏性皮肤炎等）产生合并症及因药物副作用（例如副肾皮质荷尔蒙）而引起。

白内障如以药物治疗，通常没什么效果。主要手术摘除混浊的晶状体、置入人工晶状体。

不论戴框架眼镜、隐形眼镜或使用人工晶状体，都无法和人自身的晶状体一样自由变厚、变薄。这种能够变厚、变薄的功能，称为调节功能；白内障手术完成之后，丧失了调节功能，因此必须准备日常生活用及读书用两种不同的眼镜，就和老年人的情形相同。但是对小孩子而言，这种生活却不容易习惯，况且要区分所使用的两种眼镜也困难，往往不能用得很好，而成为一大烦恼。最理想的方法是，配戴多焦点透镜式（例如舒适型及超薄型）的隐形眼镜，白内障术后只需配戴一种眼镜（看近的或看远的）。

●青光眼

眼睛中的下水道（水由眼球流出的通路）一旦阻塞，液体无法流走时，眼压（眼内压、眼球中的压力）上升，视神经受损成青光眼。必须提醒大家一点，并非眼压高即指青光眼，有些人对压力的适应性较强，眼压较高也不会造成困扰。不过，如果眼压太高时，就会影响视觉功能，因此须严加注意。

小学生很少出现青光眼的情形，其出现的青光眼大多为幼儿时期的先天性青光眼或外伤、发炎的合并症及药物的副作用等影响而形成。青光眼可分为先天性、原发性、继发性青光眼及副肾皮质荷尔蒙剂的类固醇青光眼等。

眼压急剧上升时，眼睛会感到疼痛，且有头痛想呕吐等症状，眼睛充血，角膜混浊，视力急剧减弱；如果眼压上升的频率并不很快，症状就不明显。通常必须测量眼压才能了解压力是否过高；如果眼压持续升高，就会造成视野狭窄，视神经萎缩。

治疗方法分为药物疗法及手术治疗。如果药物疗效不佳或必须使用大量药物时，就可进行手术治疗。手术方法即制造一个能使水流通的管道，以免眼压上升。

一旦患青光眼，即使进行手术治疗，也不能使视野扩展。因此在视野尚未变狭窄之前，必须尽早动手术治疗。

视网膜异常

●视网膜剥落

这是视网膜从位于眼底的网膜色素上皮部分开始剥落的疾病。这个疾病会使供给视细胞的营养完全丧失，因此眼睛便逐渐看不到了。

它的形成原因很多，主要是由于网膜上产生裂缝，液化的玻璃体流入网

小知识

眼药水保质期有多长

眼药水的保质期一般为1～2年，但千万不要以为打开后的眼药水可以使用到保质期。专家指出，眼药水打开后接解了空气，即使用不完，也要在2个月后丢弃。

膜下，使网膜剥离。

根据对死人的研究发现，20%的人都有视网膜出现裂缝的情况，而视网膜剥落产生的比例在 0.1%以下；换句话说，网膜产生裂缝并不表示一定会出现视网膜剥落的现象，其中必然还存在着某些因素。

视网膜剥落和近视之间有很深的关系，通常视网膜剥落的患者约半数以上患有近视。此外，和遗传也有很密切的关系，如果属于遗传性的近视，问题就严重了。其次为外伤。眼球受到猛烈的撞击或头部激烈振动，都有引发这类疾病的可能。

患者年龄由幼儿至老年时期各种年龄都有，但以 20 至 50 岁为高峰期，15 岁以下则很少发现这种病症。

初期症状为：眼前看到很多类似尘埃的东西，而且只能看见微弱的光线，有时则根本没症状产生。接着会慢慢感觉眼睛下方似乎有层薄膜，或上方感觉有如窗帘逐渐降下般，看不到的部分越来越多，最快可能在几天内就完全看不见。婴幼儿的发展速度通常比较迟缓，再加上如果只是一只眼睛不好或完全看不到，由于年龄尚小，几乎不会对父母描述，因此有时发现较迟。

视网膜剥落只能以手术治疗。如果只是网膜出现裂缝，可以激光治疗。

●夜盲症会引起视野狭窄（网膜色素变性症）

夜盲症是造成视野狭窄的代表疾病。

所谓夜盲症，即指在暗处视力很差的状态。一般人进入黑暗的电影院，不久之后便由什么都看不到转变为渐渐能看得到，大约 15 分钟就可完全看得清楚了，这就称为暗适应。夜盲症的人大都在暗适应方面发生了障碍，所以在黑暗中须经过 30～60 分钟才能看清楚事物，或者有时只能看到某种程度为止；有的人在黑暗中甚至什么也看不清楚，经常会撞到东西或跌倒。

然而，一旦在黑暗中能发挥功能的视细胞中的杆体视细胞受到侵袭，结果就会发生与夜盲症相同的情况，使视野逐渐变得狭窄，这是一种非常麻烦的疾病。

夜盲症最早发生于 3～4 岁，一般 7～8 岁时才会引起注意；对视野造成影响则在 10～20 岁左右。

这是种遗传因素较强的疾病，但有时则和遗传毫无关系。病情发展的速度和状态因人而异，有些人可能 30 岁左右需要依赖手杖，但是有些人即使到了 80 岁也能自由行走。

在治疗方面，目前并没有任何特效药。由于是先天性因素异常的原因造成的，因此在不久的将来相信一定能发明出抑止病情恶化的特效药物。

良性夜盲症是由于维生素 A 缺乏、营养不足或偏食引起，只要改善膳食结构就可治疗。现代饮食极为丰富，不过如果允许小孩有偏食习惯，那么不只维生素 A 会缺乏，其他的维生素也有可能缺乏。

●难以分辨红色、绿色、蓝色（色觉异常）

难以分辨红色系的颜色，属于第一色觉异常；难以分辨绿色系的颜色，属于第二色觉异常；难以分辨蓝色系的颜色，则属于第三色觉异常。其中以

小知识

分离能

能分辨两个点位置所在的能力。当点的大小逐渐变小、距离也逐渐缩短时，就看不出两者间的距离或看起来只剩下一个点。像测试视力的圆环裂口处也会看来愈来愈小，最后甚至看不到环的存在。目前的视力测量标准，即以分离能的好坏作为标准。

第一色觉异常和第二色觉异常占大部分，男性约5%、女性约0.4%有色觉异常疾病。

色弱与色盲严格说起来是不同的，但在通常的检查中很难区分，只是程度上有些差异罢了。

其他像网膜、脉络膜、视神经的疾病，也可能引起色觉异常。这时色觉异常的症状会随着疾病演变而不断增加；但如属于先天性色觉异常，则一生都不会增加。

色觉异常的检查非常困难，小学低年级对于颜色还无法清楚分辨，因此不必详细检查。不过如果对色彩方面表现出异常，例如会涂错颜色或认错颜色，这时就必须做一些检查。

一旦出现明显的色觉异常现象，首先必须倾听患者本人的看法，能修正的部分尽量加以修正；如果实在对颜色难以区别，也必须让他了解事情真相，以免造成自卑感。

如果对于症状较轻的小孩反复进行检查，将会造成孩子不安及情绪混乱。

在轻度色觉异常的情况下，除了特殊状态以外，只要对日常生活没有大的影响，要进行检查不妨延至高年级以后。小学低年级时，毕竟还无法决定自己将来要走的路，因此如果程度比较轻微，将来即使进入社会工作或就学，也不会构成太大妨害。轻微色觉异常通常不会

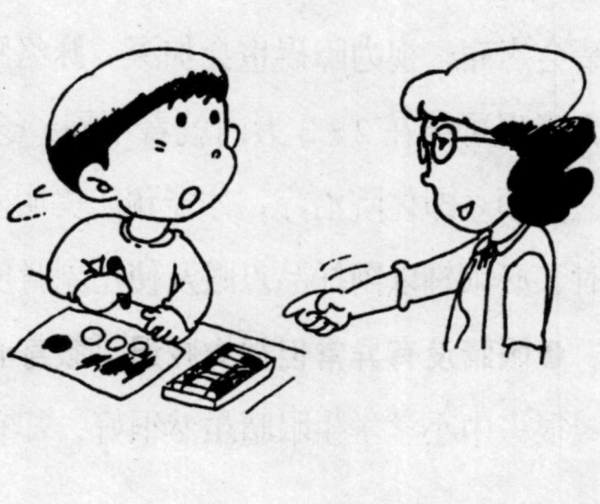

产生很多问题，毕竟男性人口中只有5%有色觉异常。

此外，如果已经知道是高度色觉异常而不断地进行检查，但是医生却还不能确认，往往会引起患者抱怨，这一点父母也必须加以注意；适当的时机是等到小孩进入高年级，能正确认识色觉异常程度较好。

色觉异常主要受遗传的影响，因此小孩到了高年级以后，必须彻底检查有无色觉异常的现象，这是非常重要的一点。至于治疗方面，目前虽然进行了很多研究，但还没有发现决定性的治疗法。

葡萄膜疾病

●充血疼痛（葡萄膜炎）

葡萄膜是虹膜、睫状体、脉络膜的总称。这些组织中有很多血管及色素，很容易引起炎症。小孩子发生葡萄膜炎的情况较少，一旦产生，可能是由于水痘、结核、肉状瘤症、少年性风湿、白血病等全身疾患所造成的合并症，有时也因外伤而引起。

虹膜炎的症状为充血、疼痛，而且有视力障碍，如果再加上睫状体炎，眼睛会疼痛，视力障碍也会加深。脉络膜炎经常会造成视力障碍，而急剧的视力障碍可能在2～3天内就看不到，这就是有名的原田病。一旦患这种疾病，必须立即住院治疗，才能预防失明。如果属于全身疾患的治疗，在治疗同时，必须辅以阿托品点眼及使用副肾皮质荷尔蒙进行治疗。

●眼睛没有异常但视力减退（眼身心症）

很多中小学学生眼睛虽然很好，却有视力减退的趋势。

视力减退的程度因人而异，有时所测得的视力虽只有 0.1 左右，但看东西时却不觉得不清晰。此时只要戴上透镜，即使只是普通的平光镜，视力即可突然上升至 1.2，或者配戴 +2 屈光度与 −2 屈光度的组合透镜时，也能恢复正常视力。

有时当父母对孩子表示要带他检查或打针时，小孩子的视力却会突然恢复正常。当然孩子并不是说谎，只是这些症状往往是在无意识之间产生的。

造成上述情况的原因很多，大部分属于心理上的原因，可能是因学校或家庭中的某些问题所引起，使小孩产生逃避心理；有时可能因班上打扮最时髦、功课最好的人都戴上眼镜，因此心中非常羡慕，从而产生想戴眼镜的心理暗示。此外，这类疾病有时也可能因视野、色觉异常而产生。

针对这些情况，父母最好事先与孩子深谈，了解他的烦恼，与他共同找出对应方法，并且从旁加以指导，这样，孩子的视力就会渐渐地或在突然之间恢复正常。

斜视和弱视

●眼睛不会向同一方向移动（斜视）

当想要看某样物体时，两眼视线不能交叠，任何一眼偏斜，称为斜视。斜视可能是由于眼睛的某条肌肉麻痹，无法自由移动，而使得视线无法聚拢。这通常都是与生俱来的毛病，平常每一只眼睛的移动看来都很正常，但是两眼却无法朝同一方向移动。如果属于与生俱来的斜视，看东西就不会造成双重影像的复视；如果是后天性的眼睛无法移动，就会产生复视的情况。

至于斜视种类，可以参照下表的说明。

斜视的治疗，原则上必须在小学阶段施行。以下所说明的斜视，可能发生于小学时代，甚至是更高年龄层。

1.调节性内斜视 指内斜视伴调节反射活跃。

当我们看近距离的东西时，晶状体必须增厚；这种调节功能和两眼向内聚拢（辐凑）的功能一起运用，便能使人看见物体。但是，如果患远视，为了看近距离就必须加强调节功能，因此眼球必须向内侧聚拢，于是就形成调节性内斜视。

常见斜视的分类

1. 内斜视	2. 外斜视
先天性内斜视 调节性内斜视 非调节性内斜视 隔日性内斜视 知觉性内斜视	间歇性外斜视 恒定性外斜视 废用性外斜视 迁移性外斜视 集合不足性外斜视

此时如果戴上远视眼镜就可能使斜视情形消失，但摘下眼镜，又必须运用眼睛调节功能，于是斜视再度产生。这种戴上眼镜就很正常，不戴眼镜就产生斜视的情况，如同近视一样，戴上眼镜时，看起来和普通人无异；但取下眼镜，就可看出差别。

这种情形在游泳或或其他必须摘掉眼镜才能进行的活动时，往往会引起观瞻上的问题，令人感到极为困扰。不过在其他时候并不会产生问题。如果施行手术，再戴眼镜之后，可能会引起外斜视，所以还是不要施行手术较好。当然，也可用隐形眼镜代替框架眼镜；当小孩长大成人之后，远视功能会减弱，调节功能减弱，很多人即使不戴眼镜眼睛也不会靠拢。如果长大成人之后还有远视现象，双眼瞳孔就有可能互相靠拢，这时必须视情况而定，如为缓和观瞻问题可采取手术治疗。

2.非调节性内斜视 这就必须实行手术来矫正眼睛位置了。手术要及早安排，通常在进入小学之前施行。这类内斜视看物体时缺乏立体感，由斜视所造成的弱视，也以这种内斜视的情况居多，因此在5~7岁左右必须治疗痊愈，否则年纪越大越难治愈。

小学生一旦发生内斜视的情况，在观瞻上也会形成困扰，必须施行手术治疗。如果孩子已能听懂医生指导，即可施行局部麻醉，不用住院也可进行手术；如果孩子听不懂医生的话，就必须住院并施行全身麻醉。

3.隔日性内斜视 有些日子眼睛正常，但某天眼睛却很明显地有内斜视现象；它的出现频率极为规则，是一种较少见的内斜视。

不过如果眼睛正常的日子逐渐减少，就必须施行手术加以治疗。这种内斜视通常都能治疗痊愈，而且能够保持立体视的高级功能。

4.间歇性外斜视 所谓外斜视，即指一个眼睛会向外，亦即呈现“伦敦巴黎”的状态。伦敦、巴黎是两个相差很远的地方，而此时两眼球看起来也似乎毫无关联，因而有“伦敦巴黎”之称。

间歇性外斜视也有正常时候及外斜视时之分，但并没有规律，在睡觉、疲劳、看远处时，会产生外斜视现象。

患间歇性外斜视的以日本人居多，通常伴随近视产生。内斜视的人看起来比较阴沉，对于外观有很大的防碍；但外斜视如果症状轻微，看起来并不是非常明显，有的美女或女明星都有轻微外斜视或看起来像外斜视的情形。

如果程度严重得连瞳孔也看不到时，就要施行手术。

此外，在看近距离时，由于必须使用辐凑使眼球向内靠拢，因而容易使眼睛疲劳，此时也可实施手术治疗。

这种斜视治疗后可能再恢复原状，但外观上却能停留在看起来良好的程度。

在外斜视的情形下，眼球功能是正常的，在遮住一只眼睛时，另一只眼睛会靠向外侧；但在同时使用双眼时，不论看远、看近都正常。但是由于还是必须使用眼力，所以仍然会使眼睛感到疲劳，因此可以使用棱镜眼镜或手术加以治疗。

●视力不好（弱视）

眼部无明显器质性病变，单眼或双眼远视力低于 0.9，且不能矫正，称为弱视。视力是在出生之后，由于和网膜焦点相配合的影像不断印出，使人能看到东西而不停地学习，视力也因而逐渐发展，这和语言学习的道理相同。不同的是，5～6 岁时视力就必须发展完成；如果超过这个阶段后才想到加以训练，一切都已经来不及了。

此外，语言一旦不用很可能就会忘记，但是视力不论经过多少年不用，

小知识

婴儿期如何保护眼睛

病变：斜视性弱视。　**病因：**除了遗传因素外，有人说，可能与孕妇盲目进补，胎儿发育不均衡，致使眼外肌肉发育异常有关。　**防治：**越早查出越有利治疗。

仍然可以立即使用。例如因白内障造成眼睛多年无法看清楚物体，经过手术治疗之后，就可以看得很清楚，这点相信大家都已了解。

另一方面，如果到了5~6岁时视力发育期还不使用眼睛，不仅视力无法发展，而且会造成弱视，一生的视力都会很差。

因此弱视的治疗应该在小学阶段之前完成。事实上，在入学时的身体检查或小学一、二年级的身体检查中，即可发现是否有此症状。如果程度较轻，在小学低年级时还可治疗并使其逐渐好转；程度较重时，就无法加以治疗了。

经常有患轻度弱视的孩子的母亲说："我的孩子在生活上并未感到不自在，弱视又怎么了？"的确，在弱视的情况下，即使焦点不对，也能大致知道东西在哪儿，也能分辨颜色。拍照时，即使焦距不对，不论是谁也一样能拍出照片来，这是相同的道理。不过对于比较细微的部分，就没办法看清楚了。此外，由于小孩子还小，不需要看很小的字体或黑板上的字，当然不会觉得不自在，一旦长大就很麻烦了。

在患弱视的小孩的视觉世界里，所看到的东西或许都是尖的，因此根本不知道还有另一个圆的世界；就好像当你处于方言世界时，根本不知何谓普通话。

弱视的情形不论戴不戴眼镜，刚开始时视力都不会改变，因此也许有人会说："既然不会改变为正常视力，干脆不要戴眼镜。"然而治疗弱视时，首先必须矫正屈光异常现象（即近视、远视、散光），然后使影像能与网膜焦点配合，这是配戴眼镜治疗的第一步，这点是非常重要的。

这就好像让一个人听普通话，并非在当天就能立即使用，必须每天不停地听普通话，并且反复使用才能记住。因此就算不能马上显示出正常视力，只要配戴合适的眼镜，每天都能使焦点适合的影像映在网膜上，这样就能够逐渐改善弱视情形。

配戴眼镜可依情形而定，只要能配戴度数合适的眼镜，一定能逐渐恢复视力。

1.**器质弱视** 由于网膜和视神经所产生的疾病，结果造成视力无法发育。

2.**机能弱视** 这种弱视由外表看来并无任何异常现象，即使做屈光异常矫正也无法恢复正常视力，一般所谓弱视就是指这种弱视。因原因不同，又可分为几类：

（1）形觉剥夺性弱视

与生俱来的眼睑下垂、眼睑血管肿、单眼白内障、角膜白斑等，造成物体影像无法映在视网膜上，是非常严重的弱视，可以进行早期治疗。

小时候长时间出现眼睑下垂，可以通过手术治疗痊愈。

先天性白内障小时候就可以手术治疗；从小生成的角膜白斑可在长大后进行角膜移植，使其透明而能使光线通过。但是即使影像映在视网膜上，视力也无法再恢复正常，这和前面说的情形是相同的。

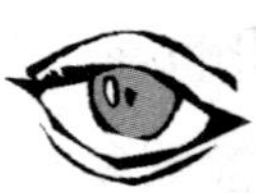

小知识

角膜炎以及分类

因各种原因导致黑眼珠的炎症反应通称为角膜炎。患者伴有明显的视力减退和较强的刺激症状；眼科检查可见角膜光泽消失、透明度减低、溃疡形成、睫状充血。角膜炎症的分类，因病因、症状表现形式各不相同，很难作出一种适用于各种疾病的分类法，临床上多按解剖位置、病理变化、病原来源、临床表现、炎症性质进行分类。

因此对于视性刺激遮断弱视而言，预防胜于治疗，由婴幼儿时期开始就应极力避免伤害他们视力的事。

如果症状属于极轻微的初期，即可加以治疗，主要是去除形成原因的疾患、矫正屈光异常，进行健眼遮闭法（将视力正常的眼睛遮住使其休息，等待较差一边眼睛逐渐发育）。在进行健眼遮闭法时一定要注意观察，因为在盖住好的一边眼睛后也可能反而使其视力逐渐恶化，所以必须注意比较两眼视力慢慢进行矫正。遮盖时间必须经医生制定方案。

（2）斜视性弱视

斜视产生之后，两眼视线无法一致，因而造成两眼所看到的东西形成另一种影像（复视）的情形，此时脑海中只会选择比较容易看到的影像，视力变得只会集中于较好的眼睛，另一只眼睛就不会经常使用。这就是斜视性弱视。如果是两眼交互使用的交替性斜视，那么不论哪一只眼都不会出现弱视；但如果两眼无法同时使用，就会丧失能使物体看来为立体形状的立体视。

乍看之下，也许你会想：与其两眼斜视，不如一边眼睛斜视较好。事实上，两眼都斜视（通常这种情形较少）还能预防弱视。

治疗方法是，使一只眼睛斜视变成两眼性或交替性斜视，如此即可加以矫正。

（3）屈光不正性弱视

屈光不正性弱视是针对左右两眼的屈光度不同而言。如果差别较小，也就不会产生问题；但如果一眼视力正常，另一眼却是高度远视或高度近视，问题就大了。

在一眼看得到、另一眼看不到的情况下，只有看得到的那只眼睛的影像会为头脑所接受，不容易看清楚的影像就会在脑海中消失，这就是所谓的“抑制作用”。如果抑制作用一直进行，视力就无法发展，于是造成弱视。由屈光不正原因所造成的弱视，称为屈光性弱视，通常左右眼的差异在 2～3 屈光度左右。假如属于近视情形，就只能看到近距离而看不清楚远方，对小孩子来说，身边的事情如游戏、饮食、跑跳、步行等近距离生活较多，因此不容易患弱视。除非是差距在 8～10 屈光度以上的高度近视，才会产生不同视弱视，散光也是同样情形。

治疗方法必须采用屈光矫正，因此最重要的是必须配戴框架眼镜或隐形眼镜。开始时由于是弱视，刚戴上眼镜时视力可能不会立即恢复，但必须坚持戴，这样，视力就会渐渐恢复至 1.0～1.5。

至于视力发展不良的情形，不仅必须配戴眼镜，而且要施行前面曾经说过的健眼遮闭法。遮住眼睛的时间，依年龄而有所不同，但必须经医生制定方案。在遮闭期间，必须积极运用视力较弱的那只眼睛，并且接受视力检查。

小知识

角膜白斑

角膜混浊症状较轻时，看起来似乎有片云层，症状严重时就会出现白斑。角膜受伤或生病之后所留下的斑痕，如果位于正中央，将会对瞳孔造成障碍，因而必须进行角膜移植手术加以去除。通常伴随强度视力障碍，在美容方面也会形成困扰。古代主要使用刺青方式加以遮掩，目前则以做角膜移植或配戴彩色隐形眼镜当成义眼使用。

（4）屈折弱视

普通弱视只有一只眼，而屈折弱视则是两眼都有问题。如果两眼都为高度远视，双眼焦距便无法配合，因此无法将清晰影像映在视网膜上，视力也就无法发展。起初即使戴眼镜也无法产生清楚视力，必须长久配戴才能使映像与网膜焦距配合，因而才能看见事物（不需要勉强去看，日常生活中看到的东西或看电视、看书时，都可以当作平常练习）。

如果属于特别高度远视的情形，眼球本身的成长发育已经较迟，更需要耐心地长期配戴眼镜。

然而，即使配戴度数适合的眼镜，也必须让小孩自动自发地戴。如果孩子能在早上起床后就主动要求戴眼镜，当然最好不过；但如果他不愿意，也不要太勉强。

3.其他的弱视例　如眼球振荡症、完全色盲等，会造成视力无法产生的情况。其中先天性全色盲属于较为罕见的疾病，而先天性眼球振荡症则经常可见。

所谓先天眼球振荡，可视为在脑中控制眼球运动的机器故障，对生命不会构成威胁，而且故障情形也不会日益加重。另外，随着年龄成长，这种情形会逐渐得到改善，但目前还没有能够完全抑制振荡的药物或手术。

眼球振荡患者的视力，大约在1.0～0.1之间。眼球振荡不等于弱视，必须接受视力测试才能知道。

还有一种情形是，遮住一眼的视力与两眼同时睁开的视力相差很大；有的人一只眼视力为0.1，两眼同时睁开视力为1.2，因此除了两眼分别检查之外，还必须做两眼同时睁开的视力测定，视力为0.1的度数看黑板上的字会不清楚，如果为 1.2 的度数，就属于标准视力了。

此外，因所看方向的不同，也会造成视力差异。因此有些人会选择最容易看清楚的方向，但结果却造成侧视，如因此而被人认为“没有礼貌”，实在非常冤枉。假如侧视情形非常严重，最好进行手术治疗，使眼球面对正面方向。如果不论面对哪一方向视力都不好，有时即可采取眼部肌肉接缝手术，不过它的效果如何，目前还不确定。

小知识

飞蚊症

有的人会感觉自己眼前老是有黑影飘动，眼前突然发现有一些小黑点，或者是像头发丝一样的东西飘来飘去……专家指出，这是眼球中的玻璃体发生了问题。

它可以由多种疾病引起，最常见的是老年性变性、近视性变化、玻璃体后脱离和生理性飞蚊症。此外，视网膜脱落、葡萄膜炎、原发性家族性淀粉样变性、闪光性玻璃体液化等也可导致眼前黑影等临床表现。

建议：一旦发生上述情况，必须尽快到医院就诊。

与视力无关的疾病

眼部疾病有些是与眼球功能完全无关的疾病。这类疾病主要产生于眼球附属器官，如眼睑、眼睑内侧的结膜、睫毛及流出眼泪的器官、使眼球运动的眼部肌肉等。

会产生眼屎的疾病

●在游泳池等场所传染的疾病（结膜炎）

传染性最强的结膜炎又称为“流行性结膜炎”，由于它的传染性很强，因此如果在流行期间到游泳池等公共场所玩耍一定要注意自我防护。

1.细菌性结膜炎　由许多细菌所引起的结膜炎，一旦患上，眼睛会红肿、充血，而且有大量眼分泌物产生。

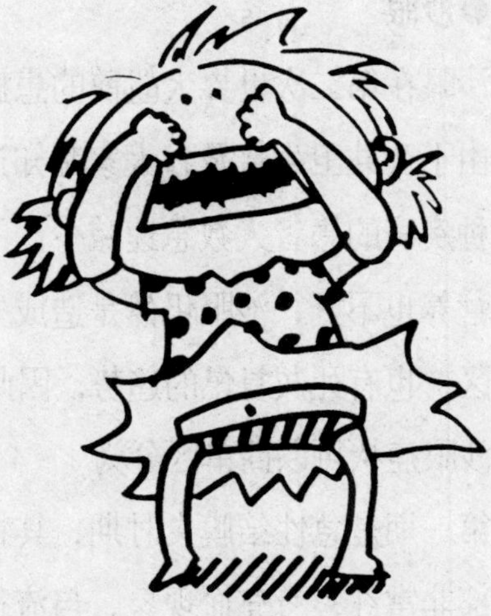

这种疾病大多由葡萄球菌、链球菌、大肠菌、肺炎球菌、淋菌等细菌引起。使用抗生素治疗效果好，每天7~8次用抗生素点眼，数日即可痊愈。

2.流行性角结膜炎　这是由滤过性病毒所引起的结膜炎，是由一种名为亚地若滤过性病毒所产生的感染症。至于咽头结膜热（游泳热）也是由这种滤过性病毒所引起，其主要症状为发高烧，但结膜炎症状较轻。

该结膜炎潜伏期约为一个星期，初期症状为充血、流眼泪，会与角膜炎合并产生，眼中有异物感、怕光、耳下淋巴节肿胀疼痛；症状持续 2～3 周。视力有时会因患角膜炎而略微减退，而且结膜会产生如瘢痕一样的瘢痕瘤。

一旦 1 岁前后的婴儿患上这种病症，很可能造成失明，如果出现症状请立即到正规医院检查、治疗。

这种结膜炎的传染力很强，可能全家人，甚至同一班级的人都会患上，因此预防工作很重要。首先必须养成经常洗手的良好习惯，而且不要随便用手接触眼睛（若非必要，不可随便点眼药，这是非常危险的）。游完泳后可以点眼药水预防。

一旦患上结膜炎，更应该避免以手接触眼睛；如果不得不接触时，事后一定要用肥皂把手洗干净，这样才不致将疾病传给他人。

●沙眼

沙眼在第二次世界大战前的患病比例很高，是极为可怕的眼睛疾病。战后，由于公共卫生普及，大家都知道清洁的重要，而且营养条件也较好，因此这种疾病的患者人数急速减少。不过有的发展中国家，由于居住环境不清洁，营养也不好，沙眼仍然是造成失明的首要原因。有些沙眼原本已经绝迹的地区，也有死灰复燃的趋势，因此必须注意自身的清洁及营养。

沙眼症状可以简单区分为 1～4 期。

第一期是急性结膜炎时期，其特征为有眼分泌物、眼睛充血。此外，眼睑内部非常红，有充血现象，与流行性角结膜炎极为类似，几周之后就转至第二期。

第二期是滤胞性结膜炎时期。此时充血及眼屎的情形减轻，但在眼睑内会产生一些疙瘩或乳头增殖，感觉似乎有绒毛存在，而角膜也会侵入一个新生血管，形成血管液。这个时期会持续数月。

第三期为瘢痕形成期，必须经过多年慢性结膜炎症状才会到达这个时期。结膜症状与第二期相似，由于发炎症状不断产生，因此会造成瘢痕。结果会使视力变得混浊，是造成失明的原因。

第四期为瘢痕期。此时结膜已完全被瘢痕覆盖，因而角膜变得混浊，泪水的流通管道也被瘢痕阻塞，因此造成泪流不止状态。

治疗时必须尽可能早期使用抗菌药物。使用这类抗菌药物时，必须很有耐心地长期接受治疗，而且须注意是否再度复发。

小知识

沙　眼

沙眼是一种常见的眼科慢性传染病。沙眼的传播和人们的不良卫生习惯关系密切，比如共用洗脸的毛巾、用接触过病人的手揉眼等。

刚得沙眼时患者的感觉并不明显，但严重的沙眼会形成瘢痕导致眼干燥症、眼睑内翻、睫毛倒生、上睑下垂和慢性泪囊炎等，严重影响患者的视力，甚至造成失明。

沙眼是传染病，只要预防得当是可以避免的。首先要注重个人卫生，洗漱用具要各人分开，勤洗手，不随便用手揉眼，亲友中有沙眼患者的人更要注意。对现有的沙眼患者要彻底治愈，消灭传染源。

眼睛会发痒的疾病

●一年中患几次是很平常的（过敏性结膜炎）

过敏性眼病是最常见的眼表疾病之一，其中过敏性结膜炎是最常见的类型。这种结膜炎，痒和充血是主要特征，但有时也没有充血现象。在春天被视为花粉病。它可能是由于杉木、猪笼草等植物花粉引起，或由于虱子、霉菌、纤维、金属等引起，一年中随时都会发病，这是很平常的情形，有时眼药也会成为引起过敏的原因。

如果属于花粉病，在花粉不会飘散的时期，就不会产生这类症状；为避免在花粉传播时期感染，尤其是风和日丽的好天气里，应尽量避免外出；如果外出回来，一定要将眼睛和手清洗干净，并且换上干净衣服。

使用类固醇点眼具有很好的效果，但是它的副作用极为可怕，因此最好选择其他药物点眼。事实上，对于眼痒的症状，不管使用什么药物点眼，效果都只是暂时的。

此外，改变室内温度、更换房间、调整心情等方法，对于止痒都有良好效果。

眼睑肿胀的疾病

●疼痛剧烈（麦粒肿）

这是由于眼睑分泌油脂的腺体为细菌侵入造成化脓现象，因而产生强烈疼痛及肿胀。如果出现于外眼角，肿胀情况就会非常严重，眼角部分其次，正中央症状最轻微。

可使用内服抗菌药物或点眼药加以治疗，效果很好。一旦伤口破裂化脓，细菌就会蔓延，此时治疗比较麻烦，因此一开始就要赶快治愈，这点非常重要。

预防方法以清洁为主（经常洗手、经常洗澡），并且必须调整身体状况。人体对细菌具有某种程度的抵抗力，但是如果身体状况不佳，很可能就会失去抵抗力，此时就很容易生病。

●眼睑出现颗粒

这也是产生于眼睑的疾病，虽然不会疼痛，但会出现颗粒(肿瘤)，属于慢性肉芽肿。形成原因目前仍不清楚，有时会引起发炎症状、红肿，甚至可能治疗几个月都无法痊愈。由于不会感到疼痛，因此在不会造成困扰的情形下，即使置之不理也没关系，有时还会自然变小。不过有时也会破裂，此时必须切开结膜侧，将其中的物质取出，才能治疗。患者出现上述情况后最好到正规医院检查、治疗。

小知识

针　眼

针眼也叫麦粒肿，是细菌感染引起眼睑腺体的急性炎症。针眼刚起时，局部会感到轻微痒痛，没有全身不适，但发现后应及时就医。

要预防针眼，应该注意以下几点：一是注意眼部卫生，保持眼部清洁，不用脏手揉眼；二是注意休息，增加睡眠；三是多吃水果蔬菜，少吃辛辣、烧烤和有刺激性的食物，忌偏食；四是积极治疗眼部慢性疾病，如结膜炎、角膜炎等。

眼睑无法张开的疾病

●眼睑无法上扬（先天性眼睑下垂）

这是指出生时上眼睑无法上扬，造成肌肉衰弱的情形。如果两眼都患上这种症状，就很难看见上方；这样一来，看高处时就必须抬起下巴，身体往后仰才行。

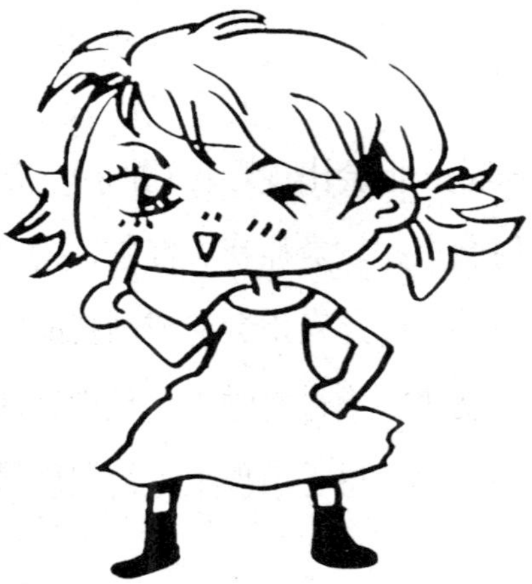

假如一只眼仍然正常，就不会有前面情形发生；但是通常会伴随散光或弱视产生，在视力上必须注意。

这种病通常在 3～6 岁时必须进行手术治疗，否则到了小学时就会经常受到同学指点、耻笑，照镜子时也会感到异常烦恼，所以尽早进行手术治疗较好。

●只有刚睡醒时会张开（眼部肌肉无力症）

这是属于重症肌肉无力症的一种症状，一旦眼部肌肉无力，就会产生眼睑下垂现象。这类患者只有早晨起床后，或中午睡醒后，眼睑才能短时间睁开，之后就无法睁开，这就是这种疾病的典型症状，必须使用药物很有耐心地长期治疗。

睫毛倒长及眼睑湿疹

●睫毛倒长（睫毛内翻、眼睑内翻症、睫毛乱生症）

眼睑内翻会造成睫毛向内侧（眼球所在方向）生长；睫毛乱生是指睫毛的一部分无序生长，这种状态会使睫毛刺激眼球，有时会伤害角膜而造成流泪、眩目及眼中异物感。

婴幼儿时期，由于睫毛非常柔软，长大后，就可能自行痊愈，不妨留心观察一段时间。不过如果到了小学阶段还无法痊愈，而且经常有眼分泌物、流泪不止或眩目的情况，就必须进行内翻矫正手术加以治疗。

治疗睫毛倒长主要包括如下四种：

1. 拔除睫毛：这是一种简单而价廉的方法，如果因某些原因而不能进行睫毛倒长手术，这是一种有效的治疗措施。

2. 电解毛囊：这是一种相对简单但需要合适设备的方法，治疗轻度睫毛倒长的成功率约为 25%。

3. 冷冻拔除睫毛：同电解毛囊一样，也需要合适的设备并学习应用冷冻的技术，引起眼睑皮肤脱色素。但是现在基本不采用此方法。

4. 倒睫手术：有许多不同的手术方式来矫正倒睫。

●眼睑皮肤炎、眼睑湿疹

眼睑属于脸的一部分，因此产生于脸部的发疹，也可能蔓延到眼睑。有的过敏性皮肤炎症状比较轻微，但有些则看起来相当严重。治疗方式与脸部治疗相同，但用于皮肤的药物，有时会对眼部造成强烈刺激，因此必须注意使其不进入眼中。

此外，对于靠近眼睑边缘的部分，最好使用眼科用的药物。眼睑和脸部一样，必须经常保持干燥及清洁。使用的药物如果容易引起过敏，或虽持续用药但症状反而恶化时，必须立即停止使用。

小知识

眼睑血管肿

有很多类型的血管肿。有时会出现于全身每一部位；出现在眼睑时，会合并产生绿内障。如果属于病情较严重的血管肿胀，就会产生问题了；如果病情比较轻微，就只是面容上的观瞻问题罢了。

小孩子容易发生的眼部伤害

眼部伤害包括异物侵入、割伤、刺伤、撞击及光线等所造成的伤害，以小学生所占比例较多，以下就一一提出加以探讨。

●眼中有尘埃进入（结膜异物）

当灰尘进入眼睛时，千万不可用手揉眼，要不停眨眼使眼泪流出。如果眼泪流出后情况仍然没有改善，就必须仔细观察角膜与球结膜部分。如果并未发现有异物存在，最好拉开下眼睑，观察眼睑内部（睑结膜部分）。然后再翻开上眼睑，放松肩膀力量，两眼张开向下看。这时观察眼睑内部（睑结膜），通常都能发现异物，可用卫生纸轻轻擦拭。如不能擦掉，则应到医院检查，不可强求。

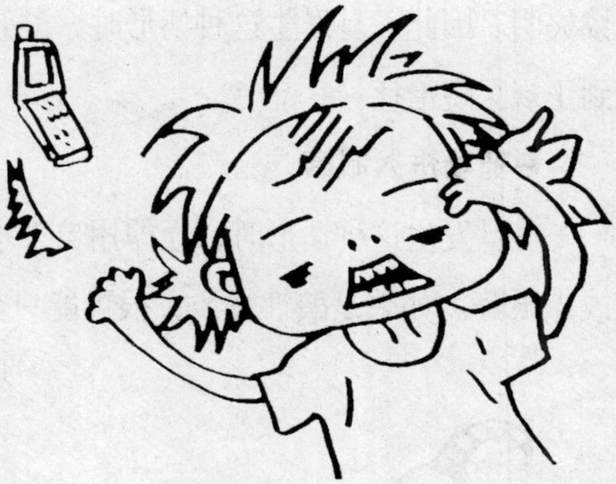

当我们觉得有灰尘进入时，可能是由于睫毛脱落倒插入脂腺分泌的出口或进入眼泪流出的下水口（泪点），也可能是睫毛留在外眼角部分等原因造成的。

如果什么异物都未发现，而眼睛仍然觉得不舒服，此时即可能是角膜产生肉眼无法看到的小伤害，最好到眼科接受检查。

灰尘去除之后，往往会有充血现象，这是很自然的情形，可以先观察一段时间再说。

总之，接触眼睛之前，务必把手洗干净。

●黑眼球有灰尘进入（角膜异物）

黑眼球（角膜）有灰尘进入时，可用自来水冲洗；如果还是无法去除，不妨到眼科请医生帮忙去除。

有些人由于角膜异物感染而造成角膜化脓，然后形成角膜溃疡，最终导致失明。因此一旦发生这种情形时，最好不要让平常人动手检查眼睛，而是到正规医院治疗。

●药物进入眼睛

一旦发生这种情形时，立即用自来水冲洗是最重要的。尔后才是看医生或点眼药。如果是酸性物质，很可能只会燃烧至表面；但若属于碱性物质，则可能深入内部造成腐蚀状态，因此必须特别清洗干净。而且药物进入眼睛之后，是否充分清洗对于能否治疗成功有很大的决定作用。如果是校园里用来画线的石灰或物理实验及洗衣用的碱性液体溅入眼睛，则必须特别注意。清洗时间大约15～30分钟。

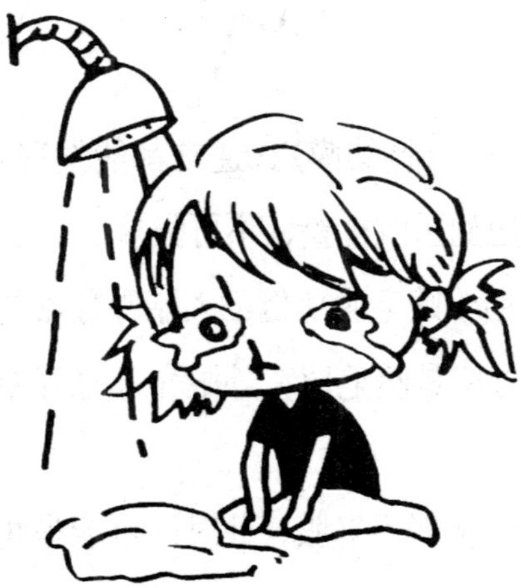

充分清洗后并到眼科求诊时，最

好把溅入眼睛的物质一并带去，让眼科医生了解其性质，以便对症下药。

●眼部割伤和刺伤

眼睑血管非常丰富，容易因受伤而出血，此时如紧压住伤处，即可使出血停止。所以一旦眼睑受伤时，必须用力压住出血部分，并立即到医院诊治。但是，假如眼球也受到伤害时，千万不可随意按压，必须到医院检查眼球是否受到损坏。如果有出血，可以压迫周围骨骼部分止血。

造成眼部伤害的原因很多，较常见的情况为被物体的突出部分戳到。如果眼睛是被刺伤，一定要仔细确定刺伤眼球的东西是否还在眼球内部。如果属于金属物质，多半不会折断，而且只要用 X 光一照就可了解；如果属于树枝之类的外物，则容易折断，可能会留在皮肤里面，而且即使照 X 光也不容易发现，因此最好将刺伤眼睛的东西一并带给医生检查。

因为眼球本身的割伤、刺伤，对视力的影响很大。即使是很小的伤口，也可能因刺破晶状体而造成白内障(晶状体混浊)。如果已经刺破晶状体，就根本无法防止晶状体混浊，一旦再出现化脓现象，后果不堪设想，所以一定要小心处理。

如果是角膜、巩膜割伤的情形，前面已经说过，眼球会变得松软、缺乏弹性，此时必须立即送到能施行手术的医院治疗。假如将伤者送到无法进行手术的医院或没有住院设备的眼科，那么根本没有帮助，只会延误诊治时间。

虽说必须立即送医，但也不能莽撞行事，如果一味跑跳或摇晃，反而会使出血现象愈加严重，或使虹膜晶状体、玻璃体等眼球内部组织全部跑出来，因此在将伤者送医治疗时，必须非常小心，最好利用担架运送伤者，并使其仰躺于担架上静静运送。如果利用车子载送，也必须减缓车速，绝对不可因过于匆忙而摇晃，即使必须花费 30 分钟或 1 小时，也一定要平稳地运送。

此外，假如手术对象为小孩子，必须进行全身麻醉；在全身麻醉的状态下，胃中不可存有任何食物，否则将会造成危险。因此，不论孩子如何哭泣哀求、看起来如何可怜，也不能给他吃任何东西或喝水，这点相当重要。

●眼部的撞击

眼部受到撞击或打伤时，眼白部分会出血、变红，眼睑则会出血、变紫。如果不会影响视力，大约 6～10 天便可痊愈，因此不必过分担心。

但是，如果造成视力的障碍，就有问题了。例如出现前房出血、网膜水肿、通往视神经的眼窝骨折、视神经管骨折、眼球破裂、眼部肌肉麻痹等，就必须及早加以适当处理，否则可能会失明。因此眼睛受到撞击或打伤时，一旦发生异常现象，就要立刻到眼科接受检查。

1.前房出血 角膜、虹膜与晶状体之间称为前房。这里所产生的出血现象，即称之为前房出血。此时，黑眼球看来呈鲜红色，不久之后血液下降。如果为少量出血，就会被充分吸收；但如果血液已经盖住瞳孔或超过一半以

小知识

温热法

为了抑制发炎症状、加速药效吸收所采用的方法。可利用红外线灯、超音波或热蒸汽，但并无显著效果，目前只有开业医生使用。除了温热法以外，还有热疗法；但是如果温度不够即没有效果，必须使用会造成烧伤的热度才行。被蚊蚋叮咬之后，如采用热疗法消除痛痒，立即可以见效。

上，就很难被吸收，必要时可用手术加以去除。此外，会造成眼中压力上升及头痛、眼痛、想吐等症状，必须住院并在安静状态下接受治疗。

2.视网膜振荡症　当胸部受到强烈撞击时，有时会使血压急速上升至头部，致使网膜产生水肿及出血现象，但通常能被充分吸收，不会留下伤痕。不过有时一旦发生血管阻塞现象，将会造成视野偏狭的障碍，可能永久丧失视力。此时，除了观察疼痛的反应之外，还必须注意有关视力的问题。

这种情况通常由于球（篮球、排球等）猛烈撞击眼部所致，因此打球必须尽可能戴上护脸罩或护胸。

3.眼眶骨折　眶骨骨折时，脂肪组织和肌肉嵌顿可造成复视。结果导致看一件物体时，却好像有两件物体，尤其看上方或下方时，复视情况更为严重。

出现这种情况成人多是因交通事故，小孩则由于运动或打架发生的情况居多。此外，被电梯夹到时，也会引起这种症状。这种情形发生于婴幼儿的比例较小，而以幼儿园、小学阶段的孩子出现较多，所受到的伤害会使他们无法控制侧面的活动。

眼眶骨折有时会自然痊愈，但大多需要住院接受手术治疗。

4.视神经管骨折　当太阳穴遭受强烈撞击，视神经受损，便会产生强烈视力障碍。这种情形通常伴随鼻部出血，如果不及早进行手术治疗，病情很难缓解。因此当眼睛或头部被打，造成视力减退时，一定要立刻到眼科接受检查。

●眼镜造成的伤害

由于眼镜的玻璃容易破裂，因此并不安全，但这种镜片多半为普通玻璃透镜；如果是塑胶及强化玻璃式的透镜，不会轻易破裂。当然，眼镜也能防止会形成角膜异物的灰尘或药液进入眼中，不过有时眼镜边却会对眼睛造成伤害。我们不能说假如不戴眼镜就不会产生这样的伤害，因此戴眼镜的利弊得失很难一概而论。

但眼镜边折断而造成眼部伤害的情况，较为罕见；事实上这种情况并不会随时发生，各位大可放心。

●由紫外线和戴隐形眼镜造成的眼部疾病（角膜上皮炎）

长久受到紫外线照射或长时间配戴隐形眼镜等情形，很可能致使眼睛剧烈疼痛。

由紫外线所引起的症状称为电光性眼炎，当进行电气焊接时未配戴专用眼镜，或长时间暴露在消毒用紫外线灯光下，通常经过6～8小时眼睛就会感到疼痛。如果疼痛部位位于角膜上皮，症状尚属轻微；不过角膜是身体中最敏感的部分，疼痛自然非常剧烈，有时连成年男子都会痛得流泪，必须请求救护车送医呢！

长时间配戴隐形眼镜也可能对角膜造成伤害，且疼痛情况与前面所说极

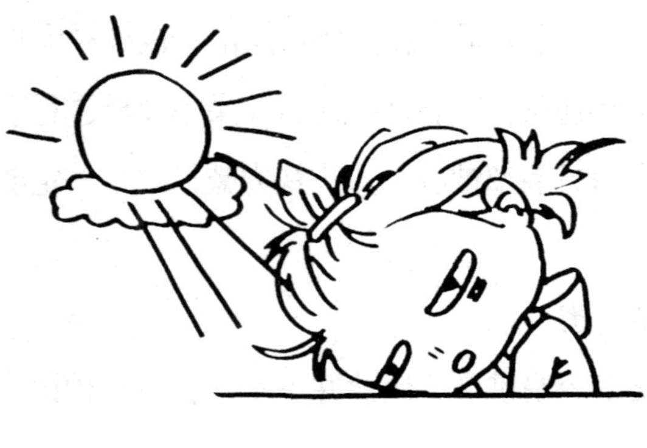

为相似。至于疼痛究竟是由于紫外线还是长时间配戴隐形眼镜所引起，必须查问日前活动才能加以区别。通常疼痛会在半夜发生，有时甚至痛得无法等到天亮就得立即到医院求诊。现在由于电气焊接的防护设备已经相当完善，所以较少发生这类眼疾；而小孩也因为忙于课业，较少聚集这些地方观察焊接工人工作，这种电光性眼炎发生几率较以往有所减少，但由于长期配戴隐形眼镜所造成的这种眼疾却开始增加。

不过只要稍加注意，这些都是可以预防的。

治疗方法可采用滴用角膜修复眼液加上包扎。伤口化脓的情况虽然少见，但如果担心有这种情形，可以使用抗菌药物点眼，不过只要能稍作休息，第二天多半可恢复。这种疼痛很多只持续一个晚上，即使痛得睡不着也要稍加忍耐，到了第二天通常就能睡得很好。如果想服用安眠药也可以，但绝对不可过量。

会影响到眼睛的疾病

●会产生结膜炎的——德国麻疹

德国麻疹会引起结膜炎。患者通常会发烧，而且眼睛浑浊、结膜充血，连续 2~3 天不能洗澡、洗脸，并产生眼垢。麻疹的结膜炎充血情况较为严重，和真正结膜炎的情况极为类似。不过，发烧过后就会自然痊愈，通常不需接受治疗；但如果眼睛肿得无法睁开，或不断产生眼分泌物时，就必须使用抗菌药物点眼。

婴幼儿如果发生这种情况，可能会造成角膜混浊，引起视力障碍，结果产生角膜软化症，不过在小学生时期很少发现这类病症。症状一旦转变为麻疹脑炎，就会引起眼部肌肉麻痹、乳头瘀血、视神经障碍等情况而影响视力。

●会产生结膜、角膜出疹的——水痘

出疹时会造成结膜，有时是角膜产生出疹现象，这时必须由眼科医生加以处置。水痘痊愈时，有时会引起暂时性虹膜炎。这种虹膜炎的症状非常轻微，有轻微充血或眩目情形出现，大多不会对视力造成障碍。有些人往往因为其他眼疾而到眼科检查，却偶然发现自己患虹膜炎，至于它所形成的后遗症，目前尚未发现。

●会造成发烧、结膜充血的——川崎病

川崎病会造成发烧、出疹、淋巴节肿胀、结膜充血等症状。除此以外，还会产生虹膜炎及眼底出血，但由于症状较轻，因此不仅不会留下后遗症，并且很快能痊愈。

对于小学生而言，这是较少出现的疾病。

小知识

散　光

散光发生是由于角膜、晶状体的各经线的屈边不同，光线不能在视网膜上形成焦点，看近、看远都不清楚。

其症状常表现为：①视力：看远看近都不清楚，似有重影；②眼疲劳：眼胀、头痛、流泪、恶心呕吐；③眼底：有时可见视盘呈垂直椭圆形，边缘模糊。

治疗方法：①轻度无症状的散光不需矫正；②有症状的轻度散光、高度散光或视力障碍者，均须用圆柱镜矫正；③不规则散光可用角膜接触镜矫正。

●两眼视野由外侧开始逐渐丧失视力的——脑肿瘤

头盖咽头肿是一种较常发生于小孩身上的一种脑肿瘤，通常会造成视力障碍、脸色苍白、容易疲劳等症状，所以经常被误认为近视、弱视或贫血，一旦诊治时间稍加延误，后果将不堪设想。基于这点，所以必须时常进行视野检查之类的眼部检查；一旦患上这种疾病，便会发现有两眼视野由外侧开始逐渐丧失视力的现象。

头盖咽头肿还会引起头痛、想吐等症状。此外，也可能出现眼部肌肉麻痹或重听等症状。

至于其他部位肿瘤或视神经芽细胞肿、滤过性病毒肿瘤、网膜芽细胞肿等脑肿瘤，都是常见的脑肿瘤疾病，而且大多是发生于小学阶段以下的孩子。

●会造成眼底出血的——白血病

小儿白血病与成人白血病一样，都是非常可怕的疾病，被视为小儿血癌。

白血病出现于眼部的症状，第一就是眼底出血。依出血部位及出血量的不同，会产生各种不同症状。假如运气不好，出血现象发生于眼底中心（黄斑部），就会致使视力极端降低；假如出血现象不在黄斑部，对视力就不会构成影响。然而只要是眼底出血，多少总会留下不良后果。

第二是虹膜炎，这也是比较少引起的疾病。由于是白血球细胞侵入虹膜中，因此须使用抗白血病疗法才有效果。

第三是细菌侵入视神经中，引起视力障碍，必须使用放射线疗法才能奏效。

●会引起虹膜炎、葡萄膜炎的——少年性关节风湿

关节部位容易疼痛的疾病，是难以治疗的病症，而且会合并产生虹膜炎及葡萄膜炎。症状轻微时，几乎无法察觉，但有时却会造成严重视力障碍，此外也会合并引起虹膜炎。虹膜炎经常在不自觉状态下产生，必须定期检查。虹膜炎症状有时很轻，有时却会变得非常严重，并且引起许多非常严重的并发症。

●易合并产生白内障及视网膜症的——少年性糖尿病

小孩子的糖尿病和大人一样，会合并产生白内障及视网膜症。通常在 15 岁以上的青少年时期就会产生，一旦产生之后，进行速度便会加快，很容易导致失明。因此，患糖尿病的小孩，必须定期到眼科接受检查。

白内障是很难抑制的病症，早期发现，必要时手术治疗。

至于视网膜症也是同样情况，必须定期接受检查。

●容易引起青光眼的——颜面血管肿

颜面，尤其眼睑部分，很容易引起血管肿，并且引起青光眼。它是由于眼压上升引起的，这种眼压上升有时毫无症状，因此必须接受定期检查。尤

小知识

消炎眼药水不宜长期使用

消炎眼药水大多含有抗生素成分，在眼睛发炎或感染的时候，能够起到杀灭或抑制细菌的作用。但因为别的原因引起眼睛有干涩不适而长期使用消炎眼药水是没有效果的。而且消炎眼药水中的抗生素成分，在长期不正确使用时可能会对角膜上皮造成一定的损害，引起眼睛怕光、酸感、流泪等症状。因此在眼睛有感染时，要在医生的指导下使用消炎眼药水。

其对于从小一只眼睛就已有牛眼现象的小孩，更需要加以注意。

●虹膜会出现斑点的——雷克林格豪桑病

脸部或身体会出现褐色斑点（称之为咖啡斑，与法国的咖啡牛奶颜色类似），有时甚至虹膜也会出现斑点，视神经发生肿瘤，视网膜也出现肿瘤现象。

此症进行速度极为缓和且没有任何伤害，但如果引起视神经肿瘤，则会带来失明危险，所以必须早期治疗。

●由于激素引起的类固醇白内障——肾病变症候群

这与肾炎不同，肾病变症候群本身几乎没有与眼部发生合并症的疾病；但由于治疗上必须大量用到激素，因而会促使眼睛并发类固醇白内障及类固醇青光眼。

类固醇白内障的出现因人而异，究竟使用多少激素剂量，使用多久时间才会产生，目前仍无法得知。较快的情况，可能在使用后 6 个月便会开始。一旦发生之后，脸部通常会变圆，背部无法伸直，而且还有其他副作用。因此在这些症状产生之后，就必须特别注意。

此外，定期检查很有必要。如果能够早期发现，便可减少类固醇用量，即可使病情得到控制。不过有些人虽然明知是由于类固醇而造成重病症状，却不能停止使用，结果当然会造成很大烦恼。

少年性关节风湿、白血病、全身性红斑狼疮也可能同时进行而造成困扰；一旦病情继续进行，必须如治疗一般白内障一样，施行相同手术。

类固醇青光眼会有自觉症状，应做眼压测定、眼底检查及视野检查。如果能早期发现，就可以减少使用类固醇，这样一来，即使不进行手术治疗，也能痊愈；一旦病情恶化，就算进行手术，恐怕也没有效果了。

●会发生视网膜病变的——早产

早产儿如果置于高氧的暖箱中喂养，可能会发生早产儿视网膜病变。早产儿视网膜发育不完全，高浓度的氧气吸入使视网膜血管组织发生大量新生血管，从而产生出血、渗出及机化膜。

●会引起玻璃体出血的——百日咳

由于剧烈的咳嗽，常可引起眼睑浮肿，眼睑皮下出血及结膜下出血，严重的还能出现前房出血、视网膜出血，甚至玻璃体出血。

●会引起先天性白内障的——流行性腮腺炎

妊娠期妇女若患腮腺炎，婴儿往往会有小眼球、小角膜、角膜混浊及先天性白内障等眼部先天异常。

小孩感染腮腺炎，可能出现眼脸水肿、充血，上脸下垂或脸裂变窄，或可伴有急性泪腺炎。少数病例会发生结膜炎、浅层点状角膜炎。有的于腮腺炎愈后 10 天左右发生虹膜睫状体炎。少数病儿并发视盘炎或球后视神经炎。

第6篇 有关眼睛的疑问（一）

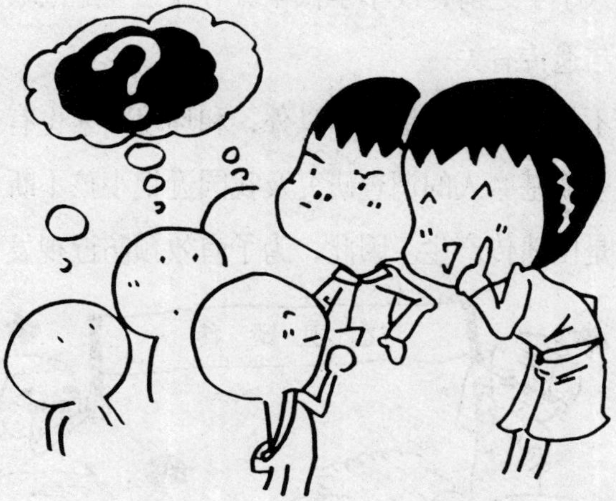

有关近视的十个问题

●近视是遗传而来的吗

不论近视或远视都与遗传有点关联。但是遗传方式有很多种，例如色觉异常即是其中一种。因此，自己的孩子之中，究竟有百分之几可能出现近视，是无法预测的。

如果在进入小学之前，或小学低年级时就已经配戴眼镜，往往属于高度近视，这大多与遗传有关。

但是眼睛不好，除了遗传因素以外，和环境因素也有很大关联。根据美国和加拿大对爱斯基摩人的调查研究及我国近视小孩不断增加的情况可以发现，近视不只是由遗传产生。因此，为了有效预防近视发生，用眼的习惯和

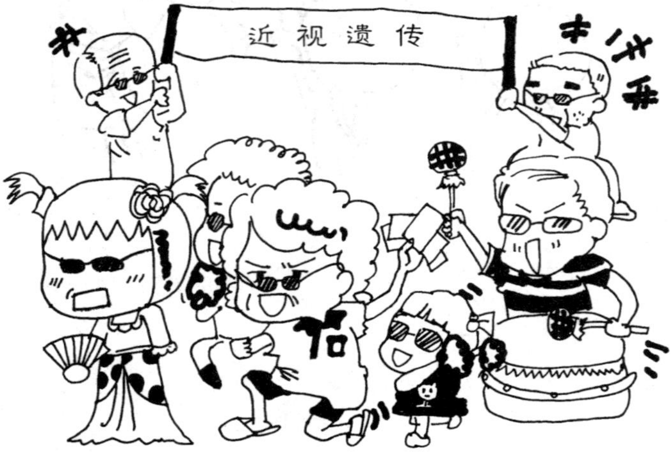

环境也是非常重要的一环。

●近视增加会造成散光产生，是真的吗

如果你已经看过本书有关散光的部分，就可以了解这种想法绝对是错误的。散光是由于角膜扭曲所引起，年轻时，晶状体能不断地尽力补正角膜的扭曲。然而随着年龄增长，晶状体的功能会逐渐减弱，角膜扭曲的情形日益严重，因而人们认为，随着年龄增长会造成散光。事实上并非一定发生这种情形。

近视的确会随着年龄增长而加深，散光也是随着年龄增长而出现。因而有些人认为近视加深会造成散光产生，这种想法实际上是错误的。

●近视的人应多服维生素避免甜食，说法正确吗

首先，让我们来探讨维生素的问题。近视和饮食之间的关联，目前仍不是很清楚，但维生素的确与晶状体有很密切的关系，而且维生素 D 能促进钙质的代谢。

不过并非服用大量维生素就不会产生近视，因此不必特意服用大量维生素。最重要的是要注重营养均衡，不论吃何种食物——即使是 B 族维生素，

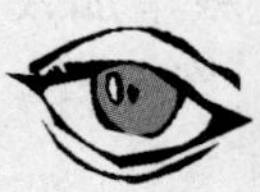

小知识

胎儿期如何保护眼睛

病变：先天性白内障。**生理：**妊娠前 3 个月内，是胎儿发育眼睛的关键时期。**防治：**母亲怀孕期间，特别是在胚眼形成阶段，即妊娠的前 3 个月内，应谨防感冒、发热、风疹、荨麻疹等，一旦发病，应在医生指导下用药，以免对胎儿造成损害。另外，孕妇应补充充足的维生素；婴儿诞生后，要有检查眼疾的意识，先天性白内障越早查出越有利治疗。

营养均衡也是很重要的。

其次讨论到糖分的问题。目前的确有甜的食物会引起近视的说法，它的根据之一是酸性中毒的理论。简单地说，酸性中毒就是使血液呈现酸性的倾向。这种酸性中毒会在全身或巩膜产生，造成眼球部巩膜的抵抗力减弱。然而酸性中毒与甜食有关的说法目前仍然无法获得证明。根据统计学研究，甜的食物与近视是否有关，目前也无法加以证明；而且由血清的生化检验发现，正常人与近视者之间并无差别，因此这种说法值得商榷。

然而，前面已经说过，爱斯基摩人近视比例不断增加是由于进入文明社会后生活环境发生很大改变所致。这些变化不仅在读书、写字、看电视等方面，饮食生活也由原本传统的方式改变为西洋式的饮食生活方式，因此增加了摄取甜食的机会。由此可推论甜食与近视的确有不可否定的关系。

虽然还不能找出吃甜食与近视有关的有力证据，但为了预防万一，还是尽量控制甜食的摄取为好。但是，小孩子由于必须有足够能源供给身体发育，因而不要任意限制糖分摄取。

●近视不配戴眼镜会促使度数快增，是真的吗

这类情形当然不能一概而论，因为近视的人有时即使配戴眼镜，近视度数也一样增加。当然，如果配戴近视眼镜的话，就不会使近视度数增加太快。

虽然戴不戴眼镜都会使度数加深，不过仍然以让自已看得清楚为好。因此我们认为，一旦患近视而造成视力模糊时，绝对不要继续忍耐，要尽早配戴眼镜为好。

●眼镜经常不戴到底好不好呢

这要看近视、远视、散光等不同情况而定。

对于近视的情况，只在有必要时才戴，尤其坐在书桌前看书、做作业时，最好不要戴。这是因为近视的小孩看近距离时，焦距才能完全配合，此时如果配戴凹透镜的近视眼镜，就必须运用调节功能，否则眼睛可能不舒服。因此，一旦患近视，看近距离时最好不要戴眼镜，只有在看远距离时才需要戴。当然，高度近视则需一直戴眼镜。

很多人认为将眼镜拿上拿下反而会使近视加深，这种说法实际上并没有事实根据。有些患近视的人，在学校不戴眼镜，回家后读书写字时才戴。有这种习惯的人，不论戴眼镜与否，近视度数都会增加。

事实上也有人虽然配了眼镜，却因为觉得戴眼镜很麻烦而经常不戴，这是极为常见的事。有些人甚至因担心眼镜遗失，干脆收藏起来。将眼镜拿上拿下的确会造成许多不便，于是有人发明了双重焦点透镜及多焦点透镜。不过由于这类眼镜的价格较高，而且外观上不美观，因此实用价值不大。此外，这类眼镜对于抑制近视加深也无很大效果，故而未被普遍使用。

至于远视、散光的情形，则以戴眼镜为原则。因为不戴虽然不会使度数增加，却会使眼睛容易感到疲劳，弱视的情况也无法完全治愈，结果反而造成许多不便的情形。

如果你担心戴上眼镜看清楚事物后，会变得过度依赖眼镜，反而使近视度数加深，于是宁愿不配戴眼镜——这是一个本末倒置的错误想法。事实上，不论戴眼镜与否，度数都会逐渐增加，两者权衡之下，相信大家必然能作出最好的选择。

●眼镜度数究竟以多少为适合呢

这是属于眼科医生的专业问题，不过仍然要请各位记住以下的常识。

如果属于近视的情况，眼镜度数最好比实际近视的度数少一点；一旦配戴的眼镜度数超过原有的近视度数，结果就会成为远视。这是由于度数不合致使必须运用调节功能，于是眼睛容易感到疲劳所致。此外，由于强迫运用调节功能，反而致使近视度数加深。一般而言，近视所戴眼镜属于凹透镜，如果配戴度数过深的近视眼镜，身边的事物看起来都比较小，对阅读会造成困难。

这种情况经常会被眼镜行的人错误运用，也就是说眼镜行所制造的眼镜，大部分都是度数较轻的眼镜。当然，如果是属于近视，则以戴较轻度数的眼镜为好，但对于远视的人显然就不合适，然而往往有些眼镜行的人因为害怕配戴度数过高的眼镜会加速度数的增加，于是一味地以较低的度数让客人配戴。事实上，配戴眼镜必须以能看得清楚为原则，一旦所配戴的眼镜无法让人看清事物，那就毫无意义了。

大致的标准为，根据一只眼睛为 0.8～1.0，两眼视力在 1.2～1.5 的程度加以调整是最适宜的，并且一定要试戴至完全合适才行。总之，要检查自己戴上眼镜后是否感觉舒适轻松，同时在试戴时必须由眼镜行的人协助。配戴十分钟之后，如果不会感到头痛且看东西时不会觉得吃力，才是适合的眼镜。

还有一点必须注意的是，即使选择比近视度数轻的眼镜，也要注意配戴时是否会感到疲劳，看文字或看远、看近，也要注意是否觉得轻松，这些都是很重要的。

至于远视，则应配戴比实际度数稍高的眼镜，以减轻调节功能的负担；

散光也必须配合度数加以调适。

换句话说，只有在配戴近视眼镜时，才能使度数较原本度数稍低。如果有人因而误以为不论配戴何种眼镜都必须比实际视力稍低时，就会产生很多困扰了。

●我那念小学的女儿已经患近视，但是她却不愿意戴眼镜，我能将就她吗

近视不戴眼镜的最大困扰，首先就是看不清楚远方；一旦看不到远方，就无法认清黑板上的字，结果往往使得学业成绩低落。另一个缺点是遇到长辈时，由于看不清楚而未和他们打招呼，结果就被认为没有礼貌；或是尽管有机会碰到自己很想看到的人，却因为视力模糊而疏忽掉；同时也无法尽情观赏电影或美好的风景。

其次是疲劳的问题。通常看近距离时必须运用辐凑效果，但却不需使用调节功能；以这种方法看东西固然比较容易，却会造成不平衡的现象。一般

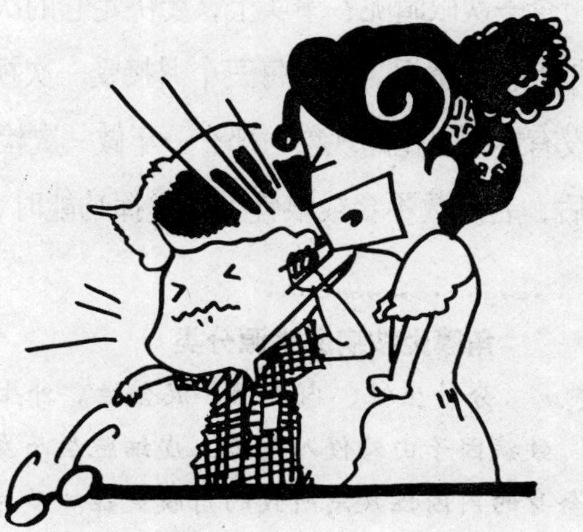

人必须使辐凑与调节功能经常同时并进才行，光运用调节功能或光使用辐凑时，都很容易使眼睛感到疲劳。近视如果不戴眼镜，就无法使调节和辐凑保持平衡，这就是形成眼睛疲劳的原因。

不过，小孩子的眼睛功能富有柔软性，因此有时并不会感到疲劳。这样一来，目前虽然尚未发生问题，但一旦视力持续恶化，可能会成为孩子不愿上学的原因。

因此父母有义务在孩子还小的时候，就注意她的视力矫正；当孩子长大之后，究竟要不要戴眼镜，则是她的个人自由。如果直到那时才发现孩子的视力不好，一切都已太迟了。

●学校每年都会进行一次视力检查，除此之外，是否需要更频繁地检查眼睛呢

如果视力已经开始减退，就不能光是依赖学校的检查，而必须经常到眼科接受视力测定。

究竟该多久检查一次眼睛呢？事实上，要决定它的次数并不容易。不过大致说来，如果是近视的情况，则以每三个月接受一次视力检查为好。如果视力非常稳定，没有继续恶化的现象，那么一年做一次检查也可以。

配戴眼镜之后，若度数不合或眼镜无法发挥功能时，就很难看清事物，

小知识

角膜炎按病原来源分类

分外生性、内生性、混合性。外生性角膜炎：感染性致病因子由外侵入角膜上皮细胞层而发生的炎症。内生性角膜炎：指来自全身的内因性疾患所致的角膜炎症。多为变态反应引起，如泡性角膜炎等。

还会觉得不舒服；此时即表示这副眼镜不适合使用者的眼睛，必须再做一次视力检查。此外，有时也会因眼睛疾病而造成视力降低，所以最好接受视力检查。

近视必须配戴眼镜的事实，往往令人难以接受，尤其女孩子更容易感到不舒服，因此父母必须要体谅她的心情，让她了解为了不使近视加深，就得经常接受视力检查。

●视力检查是否要在眼科进行

视力检查必须在眼科进行。

当发现视力减退，应立即到眼科进行视力检查。视力减退除了近视、远视、散光等屈光异常的情形之外，也可能因其他眼睛疾病而造成视力降低。因此一旦视力减退，首先必须到眼科接受检查，同时了解视力减退的确切原因，这才是最重要的。

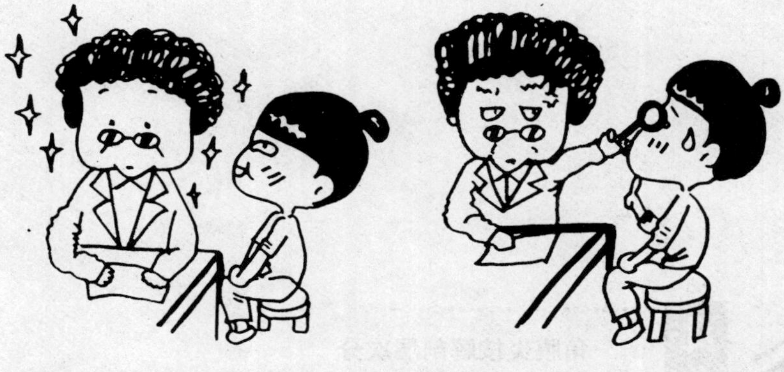

●商店有视力训练器材出售，请问这些器材真的能够治疗近视吗

首先我们必须了解视力减退的原因是否真是由于近视所引起，如果视力减退的原因不是近视，那么不论进行何种训练，都不会发生效用。

如果是真正的近视，而且是程度非常轻微的近视，就有可能治疗痊愈。这种轻微近视大约以 0.5～0.75 为标准，一旦视力低于这样的标准，恐怕就不会有效果了。

然而，并不是说这类训练一定能治疗轻度近视；即便是轻微近视，也要注重日常生活保护才可能治愈。换句话说，不论是购买昂贵器材训练视力，还是并未使用器材进行训练，父母都必须注意小孩的日常生活情况，为他们创造对眼睛有利的良好环境。

还有一点是，即便已经治疗痊愈，如果不继续巩固治疗，经过半年后多数会恢复原来状况。因此，治疗痊愈之后，绝对不能掉以轻心，否则以往的心血就白费了。

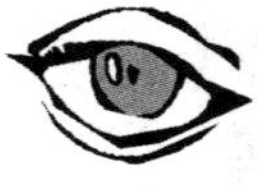

小知识

角膜炎按解剖层次分

按解剖层次分深层、浅层。深层角膜炎：炎症病变局限于基质的深部、后弹力层附近者。浅层角膜炎：炎症病变局限于上皮层、前弹力层、基质的浅部。从组织学上讲，炎性病变主要在上皮，有时波及基质浅层。

第7篇 有关眼睛的疑问（二）

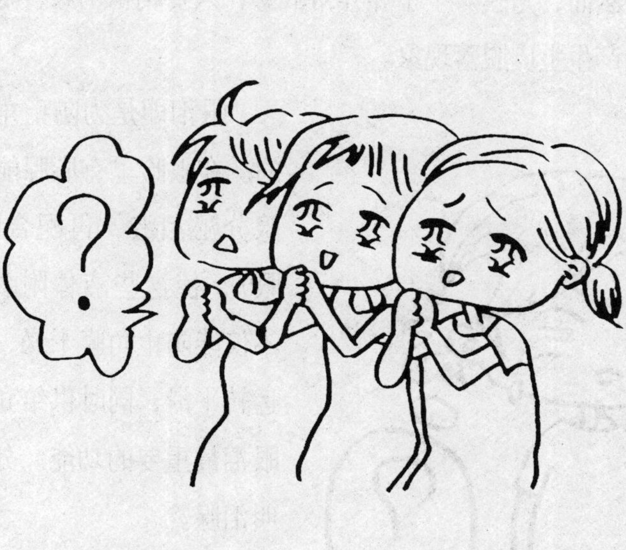

有关眼睛的十个问题

●为什么会流泪呢

悲伤时会流眼泪，打呵欠时会流眼泪；此外有灰尘进入眼睛时也会流眼泪。事实上，眼泪并不只是在这些时候才会流出，人的眼睛经常会分泌出少许泪液。

下面我们再稍微详细地加以探讨。

眼球表面的角膜使眼球能保持一定形状，并且当光线通过时使之产生屈光的功能。然而，角膜对于干燥异常敏感，只要稍稍干燥，眼睛就会感到干涩，并可能产生上皮脱落现象。

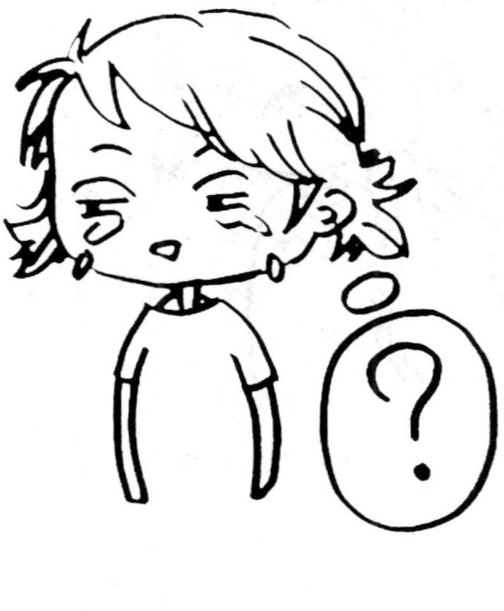

眼泪即是为防止角膜干燥而产生的。在眼睑里有脂腺能分泌脂液，泪腺分泌泪液，再配合眼睑动作（眨眼），使这些液体附着于角膜表面，不仅能防止角膜干燥，而且可使眼球运转平滑，同时供给角膜营养。这是眼泪最重要的功能。分泌眼泪的组织叫泪腺。

当眼睛有灰尘进入或切洋葱受到

刺激时，往往使眼泪腺的闸门大开，于是泪水分泌就会非常旺盛。这是对于刺激的一种反射作用，借着泪水将灰尘或化学物质等刺激物加以清洗。

眼泪主要成分为水，但其中也含有少量具有杀菌作用的物质，因此与其经常用水冲洗或点眼药水，不如让眼泪清洁较好。

●为什么流眼泪时，也会流鼻涕呢

由眼睛构造来看，这是很自然的事情。

前面已经提过，眼泪是由泪腺分泌出来的。我们可将泪腺比为眼泪的水道，下水道入口即是泪点，在上、下眼睑各有一个，相当于下水道的就是泪管，而这个泪管通往鼻子。

有一句经常用来夸赞他人的话为“眼睛能通到鼻子”，这是指一个人非常机灵或精明。事实上，只要是人，不论聪明或愚笨，都能够眼睛通到鼻子。

泪腺所分泌的眼泪一部分会被蒸发，其余一部分则积存在眼角。此时由于眨眼动作使泪水为泪点吸收，然后经由泪道通到鼻腔，也就是说眼泪一直都会流入鼻腔中。

但是，当发生令人悲伤的事情而刺激眼睛时，泪液便会大量流出，致使

小知识

泪道闭塞

眼泪的下水口受到了阻塞，可分为先天性及后天性。先天性的必须在出生后 4 个月内加以治疗；如果属于后天性，则可能是外伤、流行性角结膜炎等激烈症状的后遗症。此外，也可能因沙眼而产生瘢痕性的东西，属于老年性疾病。偶尔也会因鼻蓄脓症及其他鼻部疾病而产生。治疗方法是必须在鼻骨上开个孔，使之与泪囊、鼻腔黏膜连接。

泪点无法及时吸收，结果眼睛就会蓄满泪水而必须用手帕擦拭了。此时通往泪道的眼泪量当然也会增加，因此造成大量眼泪由鼻子流出的情形，事实上，鼻涕就是泪水。

如果异常悲伤或嚎啕大哭时，却只有泪水而没有鼻涕流出的情形，很可能是由于泪道阻塞所致。这种称之为泪道闭塞的疾病，一旦置之不理，可能会引起泪囊炎，即一般所谓的泪眼，必须接受检查、治疗。

●为什么会产生眼屎

首先我们来谈谈什么是眼屎？这样一来，相信各位即可明白为什么会产生眼屎了。

眼屎是由泪液、脂腺所分泌的脂液、灰尘、污垢及细菌等物质形成。换句话说，灰尘或污垢被细菌包围住之后，就成为眼屎，我们可以把眼屎想成是眼睛清洁以后的结果。在一般地方我们很少看到眼屎出现，但是在灰尘满天之时眼睛就会产生眼屎，其中道理想必大家都已经了解了。

眼屎主要积存于眼角的道理，和眼泪的流出有关。眼泪是由泪腺分泌出来，泪水则借着眨眼动作慢慢流出，最终到达泪点部位。泪点位于眼睑靠近眼角的部分，因此与泪水一起被冲下来的灰尘、污垢、细菌、脂液，最后都会屯积在眼角。早上起床后会发现眼角有眼屎屯积，就是因为晚上睡觉时眼睛不会进行眨眼动作所致。

如果不是在灰尘特别多的地方，却会产生大量眼屎，即是产生结膜炎的证据，必须接受医生的检查。

●小孩也会眼睛疲劳吗

也许有人认为眼睛疲劳是大人的专利，事实上小孩也可能引起眼睛疲劳。

眼睛疲劳的主要原因是由于用眼过度或身体太疲劳。具体的原因列举如下：

①斜视。

②屈折异常。

③调节、辐凑功能不良。

④精神、身体疲劳。

⑤眼睛方面疾病。

在小学的时期，照理应该不会有引起眼睛疲劳的情况出现，但如果是屈光异常（尤其是远视和散光）或精神方面的问题、眼睛疾病(倒睫、结膜炎等)，也会出现眼睛疲劳的症状。

因此，一旦发现小孩有眼睛疲劳的现象产生时，首先必须找出确切原因。其次就是充分睡眠。对于小学生而言，只要营养充足及保证充分的睡眠，就不容易发生眼睛疲劳的现象。

●眼睛充血是如何引起的呢

小知识

上网用眼要注意

●每隔1小时休息一下双眼，不要持续操作。

●持续使用电脑时，要经常眨眨眼睛，防止眼睛干涩。

●眼睛距离35厘米大的屏幕不应少于60厘米，距离38厘米大的屏幕不应少于70厘米。屏幕应放在略低于视平线的位置。

●将屏幕的亮度与清晰度调整到适当水平，以眼睛感到舒适为准。

●要经常擦拭屏幕。屏幕过脏会使图像模糊，造成眼睛疲劳。

从医学角度来说，眼睛充血就是眼白部分血管扩张所形成的。我们经常可在眼白部分看到许多细小血管，当通过血管的血液量增加，便使原本具有伸缩性质的血管变得粗大；此时眼睛看来呈红色，这种状态就称为充血。

有些人对于眼睛充血现象非常担心。事实上，充血分为两种：一种需要担心，而另一种根本不需要担心。

如果是距离黑眼球较远而近于红色的充血，大部分只要睡上一晚即可痊愈。产生这种情况的原因可能是由于眼睛受到刺激所引起的充血，事实上这是正常眼睛功能所产生的现象。此外，也可能是因遇到冷风或强烈日光、灰尘进入、眼睛疲劳等刺激所引起。再者，由于生病而发高烧时，也可能会产生这种充血现象。所以这是不需要担心的眼睛充血现象。

如果睡了一晚充血现象还是无法改善，就必须注意了。假如充血现象位于接近黑眼球的部分，且愈接近黑眼球部分红的程度愈严重时，就与先前所说的充血不同，它的颜色看来像紫红色。这就是值得担心的充血，因为它表示眼中有发炎现象，属于疾病的一种，必须立即接受眼科医生的检查。

●疲劳时眼睛充血，应该冰敷还是热敷呢

有人认为眼睛充血时应该冰敷较好，然而从医学观点考虑，应该热敷较好。因为充血是由于眼白部分流入血管的血液量增加，造成血管扩张，致使眼白看起来呈现红色。此时若采用热敷，可使血液流通顺畅，暂时可能会觉得充血的红色部分似乎增加，但结果却会使充血症状痊愈。这与身体疲倦时浸泡热水澡，能促进新陈代谢，尽早消除疲劳是相同的道理。

如果采用冷敷，充血现象会暂时消失，但造成疲劳的物质却仍积存其中，无法消除。

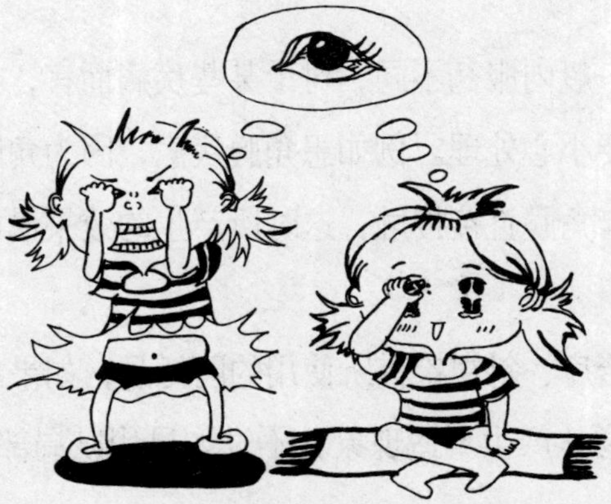

必须注意的是，充血可能是由于对眼睛会产生刺激的东西进入眼睛，或是由于因某种疾病而产生的。所以眼睛充血时必须查清原因，对症治疗。

●眼睛疲劳时，按压眼角或做眼部按摩有效吗

由上方按压眼球的行为是非常危险的，必须绝对避免眼睛按摩。

因为眼角部分分布着三叉神经，如果按压眼角，就会使压痛与原来的眼睛疼痛混合一起，使人暂时忘记眼痛。然而这只是暂时性效果，事实上对于消除眼睛疲劳没有效果。

●眼药应该如何使用较好呢

眼药可分为许多种类，依疾病不同而分别使用。多数眼药滴眼后不痛、不痒，非常方便。然而它的使用方法一旦错误，就可能会对眼睛造成很多不良影响，因此使用方法必须慎重，最好是在医生指导下进行。

通常在与下眼睑连接的结膜部分滴上 1～2 滴眼药，如果将药水滴在眼球上，很可能满溢出来，结果反而因刺激眼部而流出眼泪，致使眼药成分变稀薄。点眼用眼药通常在点眼 1～2 秒后就会被角膜及结膜迅速吸收，同时具有清洗效果。

眼药和打针及一般内服药不同，对于某些疾病而言，必须使用点眼药物才有效果，但一定要小心处理。例如患角膜疾病，因为角膜并无血管，因此点眼药时应使药物与角膜直接接触，这时所产生的效果最好。此外，结膜炎也是同样的情况。

虹膜炎或近视治疗、斜视检查所使用的阿托品，如果施用于全身，就会由于效果太强而使身体产生不适现象；不过如果用以局部点眼且少量使用，就能充分发挥效力。

眼药也是药物的一种，当然会有副作用，也会产生过敏现象。其中尤以激素点眼副作用最强，这在前面已经说过。

市面上销售的声称能使眼睛清晰的眼药，大多放入了一种名为马发左林的血管收缩剂，能暂时消除眼睛充血现象，使眼睛看起来非常明亮、清晰；然而不久之后，反而会使充血现象增加。如果准备参加同学的聚会，带着一双充血的眼睛当然不太美观，此时使用这类眼药是最方便的；但是如果没有特殊原因，只是因为担心眼睛稍红会影响美观，就认为必须使用眼药水去除充血现象，结果反而容易引起角膜障碍。因此，使用点眼药物一定要非常小心，必须确定药物成分之后才能使用。

假如一时无法就医，那么暂时使用这类药物还没什么影响；一旦持续使用，必须事先与眼科医生商量。

●我常常看到有些母亲在小孩子眼中有灰尘进入时，用舌头把它舔出来，这种做法究竟好不好呢

我希望大家记住的一点是，人类口腔中含有很多细菌，并不如想象中那么清洁，因此如果做母亲的想用舌头舔出跑进小孩眼中的灰尘，就等于把口腔中细菌传入小孩眼中。

一旦考虑到这点，最好的方法就是眨眼睛，让灰尘自然流出，如不行则到医院治疗。

●看到摇晃或不停转动的东西时，会如同酒醉般的感到头晕目眩，这是为什么呢

人的耳中有一个称为半规管的部分，也就是负责平衡感觉的部分。当头部转动时，这部分立即就能了解这个感觉，因此会为了保持平衡而设法使其恢复原状，并且将信号送到脑中。

这个信号当中同时含有头昏的感觉，因此当我们不停转动头部时，会感到头昏，这是属于条件反射。事实上有时头部并未转动，但如果周围景观看起来仿佛是头转动时的样子一般，也会使人觉得头昏目眩。

另外一种情况是当看到转动的东西时，眼球也会随着转动而同时移动，这种眼球动作称为视运动眼振。在头部中，这种视运动眼振与负责头部平衡

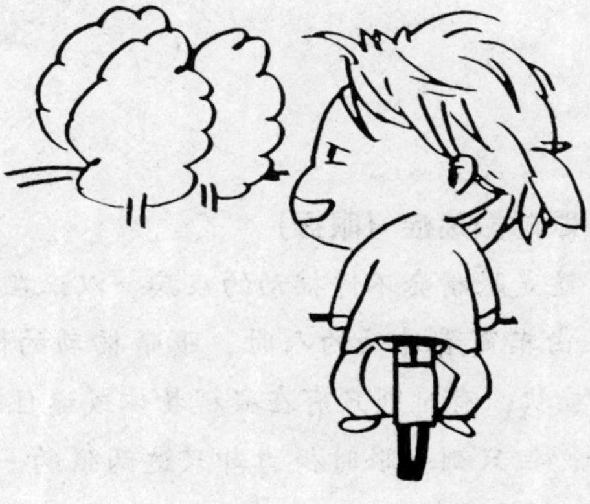

感觉的前庭中枢有连带关系，就是造成头昏目眩的理由之一。

有种名为眼球振荡症的疾病，就是即使未看会转动的东西，眼球也会不停转动的病症。一般人一旦患上这种疾病，必定会感到头晕目眩，但若属于先天性眼振患者，不论眼球如何振，也不会感到头晕目眩。这是因为他们自一生下来时，所看的东西一直都在不停摇晃、转动，已适应这样的振荡，从而缺乏会产生头晕目眩感觉的条件反射。

目前，眼球振荡症的治疗十分棘手，除了一种先天性特发性眼振可手术，矫正代偿头位和减轻振辐之外，其他眼振尚无方法治疗。

小知识

眼球振荡症（眼振）

这是眼睛会不停摇动的疾病。以正在行走的火车为例，如果由车窗看外面的人时，眼睛摇动的情形就与此相似。有时一直都会出现这种症状，有时则只有在凝视物体或遮住一眼时才会产生。两眼一起看时视力良好，但只测一眼时视力却只达两眼的一半；为使自己看得更清楚，因而会经常侧目看东西。

第8篇 父母可以在家中进行的紧急处理与检查

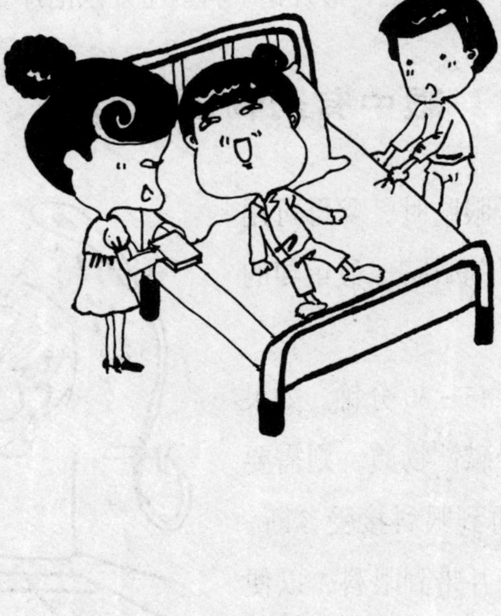

父母可以做的紧急处理

眼睛有灰尘进入时

当灰尘、睫毛等异物进入孩子眼睛时，孩子自然会分泌泪水将其冲洗出来，因此最重要的是不要让孩子随意擦拭。

当异物进入孩子眼睑内部而无法取出时，可将孩子的眼睑翻转以便找出灰尘，然后用卫生纸等比较柔软的东西慢慢把它取出。一旦灰尘进入黑眼球部分，绝对不可随便用手碰触，最好请眼科医生加以治疗。

眼中有药物进入时

当药物进入孩子眼睛时，父母可用自来水直接冲洗孩子的眼睛，最重要的是必须立即冲洗。

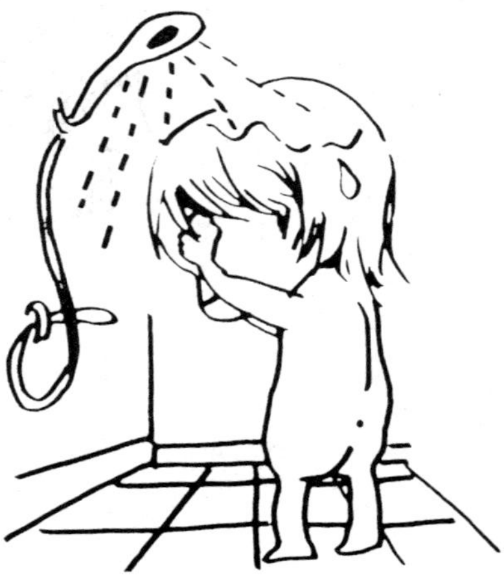

冲洗时间大约需 15~30 分钟。如果进入眼中的药物属于碱性物质，则需要长时间清洗，然后再到眼科接受诊断。最好将药品说明书一并带到眼科，以便医生了解药物性质并加以适当处理。

游泳后的眼睛充血

游泳池中所放入的杀菌剂，会对眼睛造成刺激，而且在阳光照射下眼睛也可能产生充血现象。父母应在孩子进入游泳池前与出游泳池之后，帮助孩子利用更衣室的淋浴设备将眼睛充分冲洗干净。因为与其购买价格昂贵的眼药水点眼，不如利用清洁的水更具有效果。

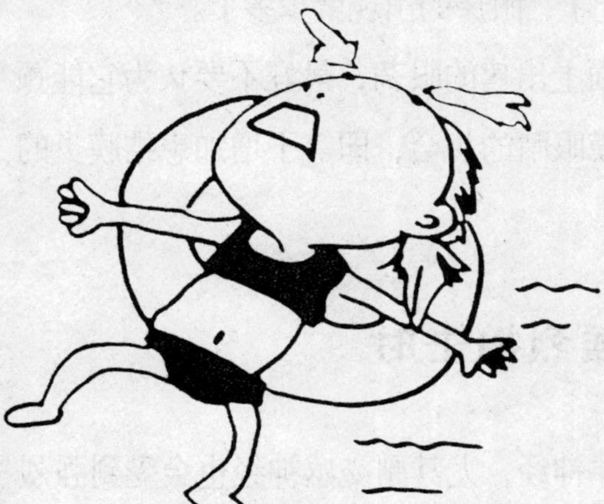

如果孩子眼睛出现充血现象是正常现象，不必太担心。不过如果出血现象到了第二天或第三天仍然没有消失，就表示可能已经遭到细菌感染，父母最好带孩子到眼科接受检查比较安全。

眼屎多时

如果孩子眼屎多到早上起床时眼睛睁不开的程度，就必须到眼科加以处

小知识

电脑辐射的克星——仙人掌

仙人掌除了可以攻击坏人，还有一项好处喔！听说在电脑桌前放置一仙人掌，有助于减少辐射；因为仙人掌是在日照很强的地方生长，所以吸收辐射的能力特别好，那些久坐电脑前的同学们应该赶快去找颗仙人掌，保护一下眼睛。

理了。如果程度并不严重，如洗完脸后它就不再发生，可不予理会。

相反地，如果孩子整天都会出现眼屎，且眼睑内部鲜红、泪眼婆娑，这时最好到医院接受诊治。

父母应培养孩子从日常生活做起。首先，平常就要养成经常洗手、使用个人毛巾、不使用他人物品、不任意触摸眼睛等良好的习惯。这样一来，像结膜炎之类的传染疾病，就不容易患上了，眼屎的出现就少多了。

其次，不要随意点眼药，对于市面上出售的眼药，最好不要认为它能预防结膜炎。因为点眼药时，会增加触摸眼睛的机会，即等于增加患结膜炎的机会，因此最好不要随意使用。

眼睛受到强烈撞击时

当孩子眼睛受到强烈撞击时，自律神经，尤其副交感神经也会受到强烈刺激，产生想吐或容易呕吐的现象。这时父母应让孩子侧躺(呕吐时才不会吸入呕吐物)，并加以观察。最好立即到医院接受检查。

眼睑割伤时

孩子眼睑割伤会引起大量出血，父母只要用毛巾紧压就能止血。止血以后应将孩子送到能做缝合手术的眼科医院，但是绝对不可按压眼球，这点必须特别注意。

此外，必须注意的是假如孩子眼球并未受到撞击，但眼睛四周却产生皮下出血现象，且无法痊愈，此时可能会患上发生于小孩子的神经芽细胞肿。

父母能做的眼睛检查

小孩眯起眼睛时

孩子可能是由于屈折异常，结果导致必须眯起眼睛，以使光圈变小、焦点深度增加，这样才能使焦距配合。长大以后，这种动作会影响美观，因此父母必须注意及矫正孩子的这种动作。

此外，感觉光线过强时，小孩的眼睛也会眯起。但如果属于屈光异常情形，则只会在瞬间眯起眼睛，这是区分两者不同的主要特征。

小孩离书本太近时

这也是孩子由于眼睛看不到所致，表示孩子视力不良。有时孩子姿势不好也会使书本离眼睛太近，不过长久下去就会造成视力不良，成为恶性循环。如果小孩是因看不到而使眼睛离书本太近，最好不要勉强他改正姿势，可以先让他配戴眼镜或进行弱视治疗等适当处理，再矫正他的姿势。

有时小孩也会距离电视过近，这可能是由于看不清楚或听不清楚，或因沉迷于电视剧情的临场感中。究竟是哪种情形，必须找出真正原因。如果属于看不清楚或听不清楚，就必须带他到眼科接受治疗；如果是太沉迷于电视，就必须让他离电视远一点才行。

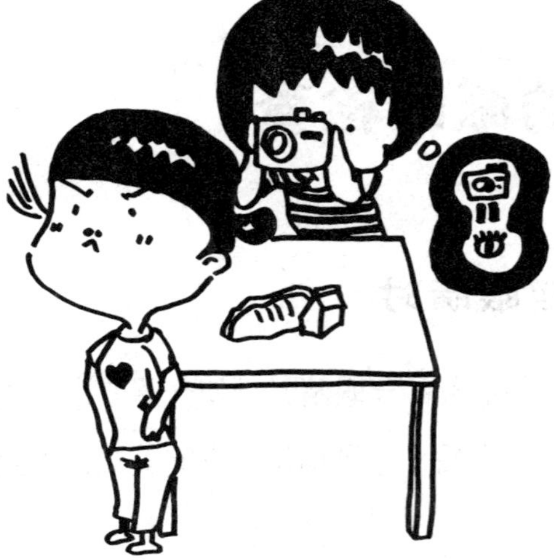

眼睛经常向上方看的小孩

这多半也是由于孩子看不清楚，其中当然也不排除斜视、睫毛倒长、眼球振荡症等因素。

与“眯起眼睛”一样，这也是发现屈光异常的关键，而且类似这种情形的确不少。

喜欢斜视的小孩

斜视可分为内斜、外斜、隐斜视、麻痹性斜视。

据临床观察，引发小孩出现看电视时歪头性斜视的主要眼病是单眼性内

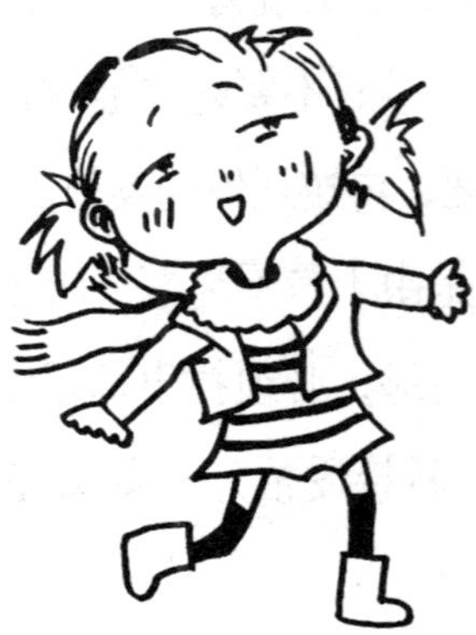

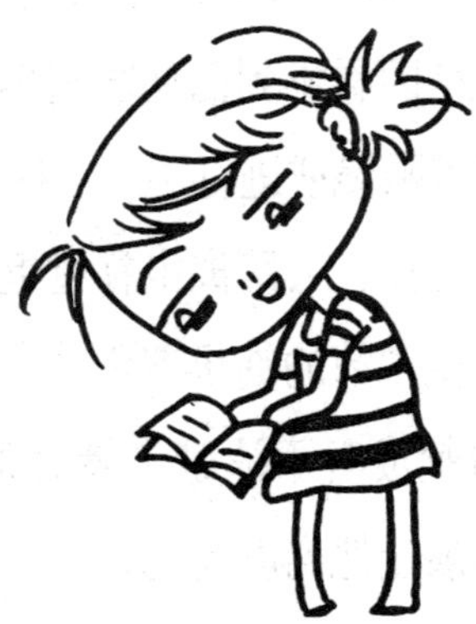

斜，即注视眼固定于一侧，这多半是因为孩子两眼视力相差悬殊，于是经常用视力较好的眼注视，结果视力差的眼则沦为斜视。

因此父母要注意仔细观察孩子的眼睛发育和变化，要经常注意孩子的眼部卫生或用眼卫生情况。如灯光照明要适当，不能太强或太弱，印刷图片字迹要清晰，不要躺着看书，不可长时间看电视或电脑及打游戏机，不看三维图等。

经常侧脸看东西的小孩

小学以前，尤其是出生后 6 个月至 1 岁左右的小孩较多发生这种情形，主要原因是由斜视所造成。

在整形外科较常看到的疾病当中，有些是因头部长肿瘤，造成肌肉性斜颈，有些是天生脖子就歪曲。如果是由于外伤、脑肿瘤引起眼部肌肉麻痹，会突然产生这种现象。不过这种情形毕竟属少数，大部分是孩子从小就有这种情形出现。如果进行斜视手术，通常能够治愈。

下巴往上抬起、头向上看的小孩

可能是由于眼睑下垂或一部分斜视，才会造成必须抬起下巴、头往上看方能看得清楚的现象。经手术治疗，症状可得到改善。

用一只眼看东西的小孩

年纪较小的小孩一旦患间歇性外斜视或觉得光线太刺眼，外出时就喜欢只用一只眼看东西。

此外，有时则是由于另一眼看不清楚或眼部肌肉麻痹所造成的。如果孩子突然以一眼看东西时，父母最好不要斥责他为喜欢恶作剧的小孩，应该带他到眼科检查。

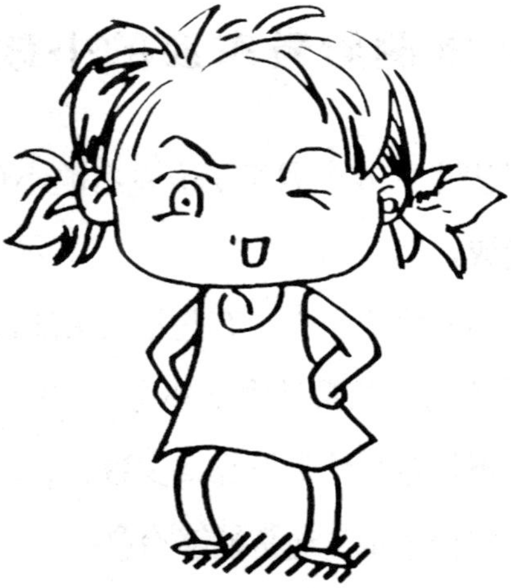

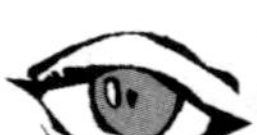

小知识

让眼睛做操

眼睛过于疲劳时你需要做些眼部运动进行舒解。

1.将双眼闭上约2~3秒。2.尽量睁大眼睛，停约2~3秒。3.眼球分别向左、右移动，各停约2~3秒。4.眼睛向上看约2~3秒。5.眼睛向下看，约停2~3秒。

以上步骤3分钟后重做一次。

眼部湿润的小孩

小孩子在发烧时，眼睛通常会显得潮湿，于是很多大人就以此作为判断是否发烧的根据。

但是，如果小孩的眼睛经常保持湿润状态，极可能是由于泪道闭塞、睫毛倒长或先天性青光眼等疾病引起的。

虽说眼泪即使流得过多也比不流安全些，然而任何事“过犹不及”，因此一旦自己孩子的情形与一般小孩不太一样时，必须考虑可能有某种疾病产生。

喜欢揉眼睛的小孩

孩子想睡或早晨起床时，有时会不由自主地揉眼睛，这是非常自然的动作。但如果在没事时也喜欢揉眼睛，就可能是由于睫毛倒长、结膜或角膜有异物进入及视力障碍等因素所造成的。

过敏性结膜炎属于眼睛会痒的疾病，因此必须注意。由于揉眼睛是“有

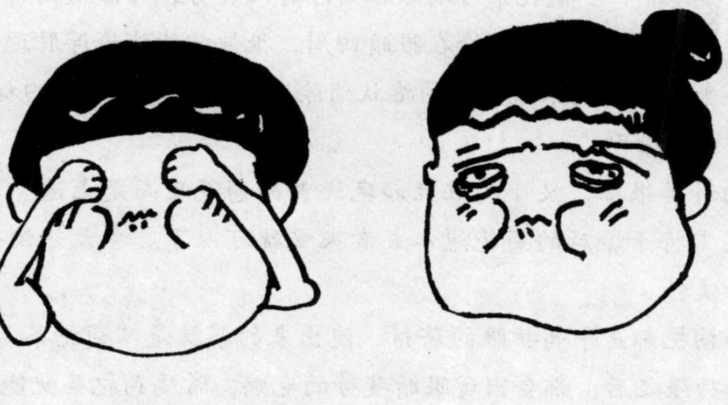

百害而无一利”的事，必须适时纠正，有时也可采用治疗方法使其改正。

万一孩子真的很喜欢揉眼睛，那么日常生活中就要让他养成经常洗手的习惯，以避免感染细菌。

发现视力障碍的方法

这并非十分困难。例如可以与孩子比赛看日历上的数字或远方广告板上的文字、风景或从远方走来的人，这些都是既简单又有效果的视力测试方法。

孩子进入小学以后，父母可以与他进行单眼视物竞赛，亲子之间也可用对话方式，共同找出防止视力恶化的方法，这些都是很好的方法。

家长必须留意孩子的平常动作，如脚很容易碰撞东西、在暗处看不见东西、颜色使用方面太过怪异，或一边肩膀或手经常容易碰撞东西，那么在莫名其妙地骂他之前，必须先加以观察，了解真正原因。

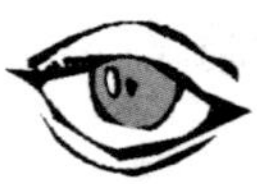

小知识

菊花茶是保护眼睛的好饮料

菊花茶可消除眼睛浮肿及疲劳，方法是用棉花蘸上菊花茶的茶汁，涂在眼睛四周，很快就能消除浮肿现象。平常泡一杯菊花茶来喝，能使眼睛疲劳的症状消除，如果每天喝三到四杯的菊花茶，对恢复视力也有帮助。

菊花的种类很多，又小又丑且颜色泛黄的菊花反而是上选。菊花茶不需加茶叶，只需将干燥后的菊花泡水或煮来喝就可以了。冬天热饮、夏天冰饮都是很好的饮料。

菊花和枸杞都是中药护眼的药材，泡出来的茶就是“菊杞茶”。同学们在长时间温习功课之后，都会出现眼睛疲劳的毛病，常喝菊杞茶就能改善。